대한민국
최고의 명의가
들려주는

요통과 디스크

SNUH
서울대학교병원
Health+5

대한민국 최고의 명의가 들려주는

요통과 디스크

초판 1쇄 발행 2013년 10월 10일
초판 4쇄 발행 2021년 9월 1일

지은이 정선근

펴낸곳 서울대학교출판문화원
주소 08826 서울 관악구 관악로 1
도서주문 02-889-4424, 02-880-7995
홈페이지 www.snupress.com
페이스북 @snupress1947
인스타그램 @snupress
이메일 snubook@snu.ac.kr
출판등록 제15-3호

ISBN 978-89-521-1502-7 04510
978-89-521-1498-3 (세트)

SNUH 서울대학교병원

Health+5

대한민국
최고의 명의가
들려주는

운동과 디스크

정선근 서울대학교병원 재활의학과장

서울대학교출판문화원

첨단 지식정보화 사회에 들어 눈부신 의학발전에도 불구하고 여전히 병마와 싸우는 수많은 환자들이 있기에 우리는 한시라도 마음이 편할 수가 없습니다.

서울대학교병원 Health⁺ 시리즈는 정보의 홍수시대에 근거가 빈약한 의학정보가 무분별하게 난무하는 상황에서 의학적 근거와 기준을 제시하며 표준화된 건강정보를 제공하고자 발간되었습니다.

특히 이 책은 대한민국 암 발생률 1위인 위암을 시작으로 유방암, 간암, 췌장암 등 다양한 암 질환과 각종 질병까지 의료진이 오랜 기간에 걸쳐 축적해 온 경험과 의학지식을 알기 쉽게 풀어가고 있습니다. 또한 각 질환별로 증상, 진단, 치료, 재활, 건강관리 등 환자들이 궁금해 하는 점을 중심으로 일반인들도 이해하기 쉽게 구성되어 있습니다.

무엇보다 이 시리즈를 통해 서울대학교병원 최고 명의들이 건강과 질병에 대한 전문적 지식을 국민들과 함께 공유함으로써 국가중앙병원으로서 국민건강관리의 올바른 방향을 제시하고 평생건강을 계획하고 관리하게 된 것은 정말 소중한 일이 아닐 수 없습니다.

이 책의 발간에 수고를 아끼지 않은 원고 집필 교수진과 서울대학교출판문화원 편집진에게 감사를 드리며, 이번 Health⁺ 시리즈 발간이 우리 모두의 건강한 미래를 밝히는 소중한 길잡이로서 국민 모두가 더욱 건강하고 행복한 삶을 영위해 나가는 뜻깊은 계기가 되기를 기대합니다.

2013년 8월 25일

서울대학교병원장

이 책을 펴내며

요통(허리의 통증)이 있는 사람의 허리를 흔히 잔고가 얼마 남지 않은 예금통장에 비유한다. 잘못된 동작과 자세를 취하면 통장에서 돈이 빠져나가고, 이를 피하기만 해도 잔고에는 이자가 쌓인다. 나아가 허리에 유익한 동작과 자세를 유지하면 통장에 차곡차곡 돈 쌓이는 소리가 들린다. 그러나 안타깝게도 많은 사람들이 몇 번의 자금난(급성 요통)을 겪은 후 리스크가 높은 투자(허리를 손상시킬 수 있는 치료와 운동)를 감행한다. 당연히 투자에 실패하는 횟수가 많아지고 헤어날 수 없는 수렁(극심한 요통)에 빠진다.

필자는 재활의학과 전문의로서 요통 환자를 오랜 기간 진료하면서 허리라는 예금통장에 가장 합리적이면서 안정적인 수익을 보장하는 치료가 무엇인지 고민해 왔고, 요통 치료의 근간은 운동이라는 결론을 내리게 되었다. 그러나 요통에 도움이 된다는 단순한 믿음으로 아무런 과학적인 근거 없이 치료실에서 행해지는 많은 운동들을 보면서, 또한 그러한 잘못된 운동으로 인해 요통이 더 악화된 환자들을 진료하면서 개탄을 금할 수 없었다. 이에 요통의 개념을 바로잡고 요통에 도움이 되는 운동에 대해 보다 과학적이고 체계적인 방법을 알리고자 한다.

잘못된 운동과 치료로 이미 만성화된 요통을 겪고 있다고 해도 여전히 요통 치료의 근간은 운동이다. 늦었다고 생각하는 순간이 가장 빠른 회복의 시기가 될 수 있다. 리스크가 높은 투자(잘못된 치료와 운동)를 빨리 접고, 푼돈이지만 착실하게 돈을 조금씩 모으면(좋은 자세, 좋은 운동을 계속하면) 예금통장에 잔액이 조금씩 쌓이게 되고 그 돈에 이자(이율이 상당히 높음)가 붙어 어느 정도의 시간이 지나면 재력이 꽤 쌓이게 된다. 그런데 착실히 푼돈을 모으고 적금을 부어 차근차근 일어서려고 하지 않고 일확천금을 꿈꾸며 한방에 해결하려는 사람들이 생각보다 많다. 이렇게 해서 요통이 점점 더 심해지는 사람들에게는 정말로 희망이 없다.

세계적인 경제 위기 후에 성장의 거품이 빠지고 안정적인 수익

률을 보장받는 기본적인 투자 상품들이 다시금 각광을 받듯이, 불필요하고 때로는 해가 되면서 심지어 많은 비용이 드는 요통에 대한 잘못된 치료가 아닌 과학적인 근거가 있고 쉽게 배울 수 있는 요통 운동을 소개하려 한다. 많은 국민들이 요통을 제대로 이해하고 요통에서 자유로워질 수 있는 건강한 미래를 꿈꾸어 본다.

정선근(서울대학교병원 재활의학과장)

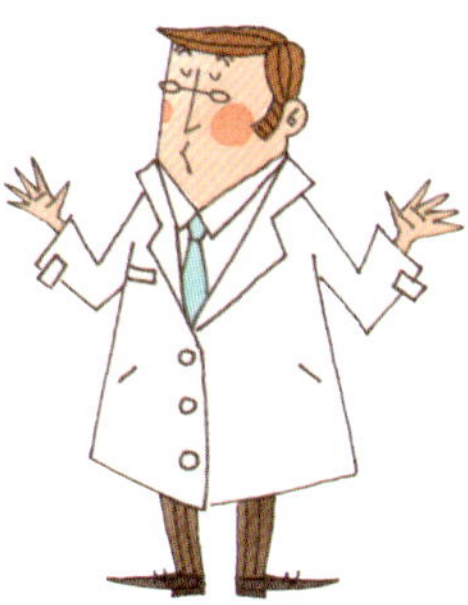

차 례

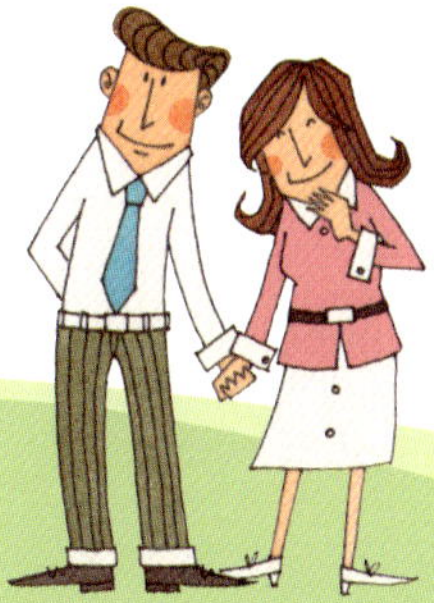

01

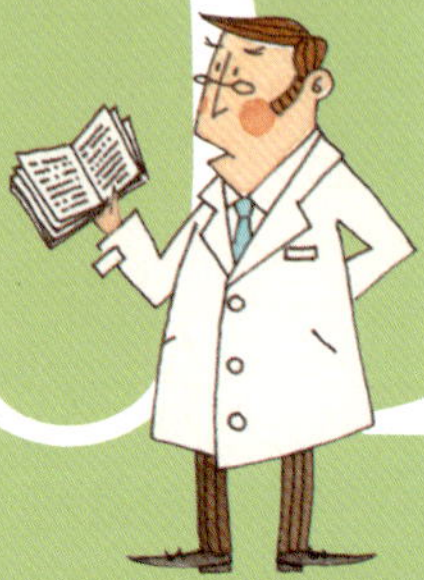

요통,
넓고 쉽게 이해하기

요통은 꼭 허리에 이상이 있어야 나타나는 증상일까? 사실은 그렇지 않다. 요통은 엉덩이나 다리의 통증 때문에 나타날 수도 있으며, 허리 주변에 있는 다양한 구조물 때문에 생길 수도 있다. 알쏭달쏭한 요통, 여러 가지 증상에 대해 알아보자.

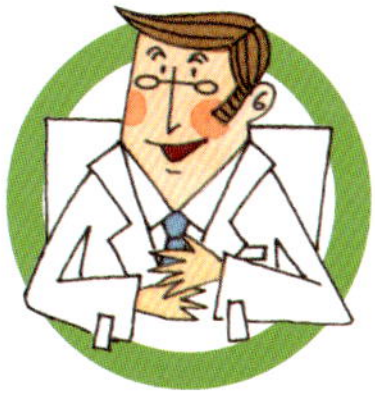

요통이란 무엇일까?

요통은 일반적으로 허리의 통증을 뜻한다. 대부분 허리 부위 척추와 척추 주위에 있는 구조물의 이상 때문에 요통이 발생한다. 그러나 허리 부위 척추(요추)와 주위 구조물에 이상이 있더라도 허리 통증이 아니라 엉덩이나 다리의 통증으로 나타나기도 한다.

따라서 일반적으로는 요추 및 주위 구조물의 병변으로 인해 발생하는 허리 통증이나 다리의 통증, 그리고 허리의 기능 이상을 통틀어 요통(腰痛, low back pain)이라 한다. 척추의 종판, 추간판(디스크), 요추 신경근, 후관절 등 다양한 구조물에 의해 요통이 생길 수 있고, 통증을 일으키는 기전에 따라 다양하게 나타날 수 있다.

요통이 생기는 곳

허리 주위

허리 부위에만 통증이 느껴지는 경우가 있고, 다리의 통증이나 다리의 감각이 떨어지거나 저린 느낌, 그리고 힘이 빠지는 증상이 같이 오는 경우도 있다. 또한 엉덩이부터 발 끝에 이르기까지 다양한 부위에서 통증이 있을 수 있다.

다리

허리에는 통증이 느껴지지 않고 다리에만 나타날 수가 있으며 엉덩이 부위에만 통증이 올 수도 있고 무릎과 발목 부위에 통증이 나타날 수도 있다. 따라서 관절에 생긴 통증과 혼동될 수도 있지만, 이런 경우에도 척추와 주위 구조물, 즉 허리가 문제일 수 있다. 물론 적절한 치료를 위해서는 이를 잘 감별해내야 한다.

요통의 여러 가지 양상

다리에 나타나는 통증은 한 곳에서 다른 곳으로 뻗쳐 내려가거나 퍼져나간다고 하여 방사통(放射痛, radiating pain)이라고도 한다. 저리고 땅기는 증상, 전기가 흐르거나 바늘로 찌르

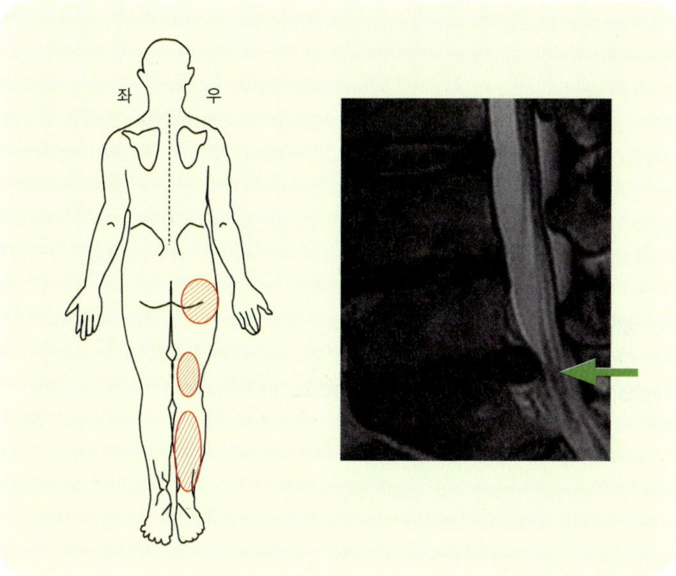

그림 1. 41세 남자 요통 환자의 통증 분포(왼쪽)와 MRI에서 관찰되는 추간판 탈출증 (오른쪽, 화살표)

는 것 같은 느낌, 둔하게 느껴지는 통증 등으로 매우 다양하게 표현된다. 경우에 따라서 방사통은 운동 뒤 느껴지는 근육통처럼 느껴지기도 한다. 특히 엉치 주위와 허벅지 뒤쪽으로 뻗치는 듯한 통증은 좌골신경통이라고 부르는데, 좌골신경이 아닌 척추와 주위 구조물들의 문제에서 생기는 경우가 거의 대부분이다. 예를 들어 그림 1의 환자는 내원 두 달 전에 이사짐을 들다가 허리를 삐끗한 후 엉덩이에서 다리까지 내려오는 저린감을 호소하였고 요통의 원인은 MRI상 관찰되는 추간판 탈출증이었다.

요통은 주로 오랜 시간 서 있거나 앉은 자세를 유지한 뒤에 심해질 수 있고, 기침을 하거나 대변을 보려고 힘을 줄 때, 허리 가운데의 통증이나 좌골신경통이 더 증가하는 형태로 나타나기도 하며, 자세를 바꾸려고 움직일 때 더 심해지기도 한다. 경우에 따라서는 걸을수록 방사통이 심해져서, 오래 걷지 못하고 쪼그려 앉아서 쉬어야 하는 경우도 있다.

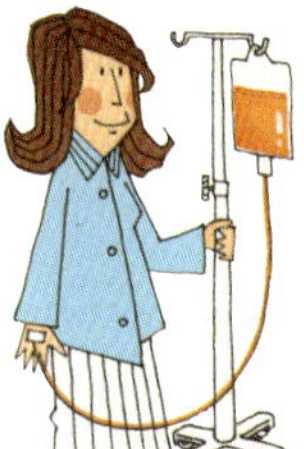

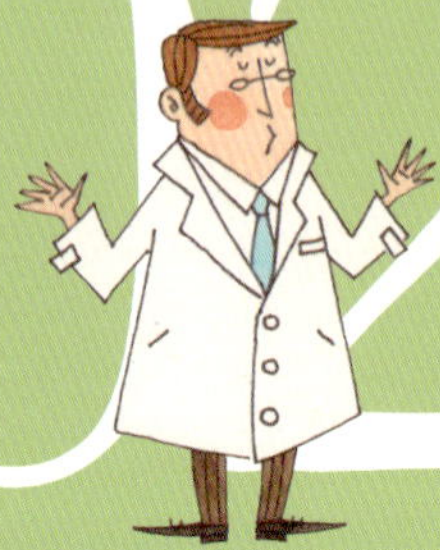

02

허리는 어떻게 생겼을까?

부드러운 S자 모양을 띠는 척추, 허리를 지탱하는 요추, 척추의 뼈와 뼈 사이를 연결하는 추간판, 이들을 둘러싸고 있는 인대 등, 이들의 생김새와 각기 맡은 역할에 대해 알아보자.

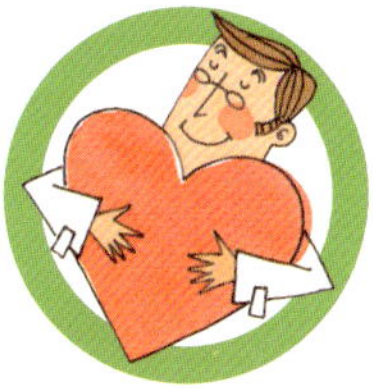

척추는 S자형

척추는 우리 몸의 중앙에 위치하고 체중을 지탱하며 중요한 중추 신경인 척수를 보호한다. 척추는 경추, 흉추, 요추 및 천-미추의 네 가지 구획으로 나뉘어져 있는데 몸의 측면에서 보면 경추 부분, 흉추, 요추 부분이 S자형을 반복하며 자연스럽게 자리하고 있다. 이러한 정상적인 곡선을 유지하는 것은 척추 건강을 지키는 데 무척이나 중요하다. 경추와 요추는 다양한 움직임이 가능하지만 큰 하중을 받으면 외상이 생기거나 만성 퇴행성 변화가 일어나기 쉽다. 이 중 허리를 지탱하는 부위를 요추라고 하며, 요추는 모두 다섯 개의 뼈로 구성되어 있다. 또한 그 뼈들 사이에는 충격을 막는 추간판(디스크, disc)이 완충작용을 하며, 이들 뼈 주위를 강한 인대와 근육조직이 둘러싸며 보호하고 있다.

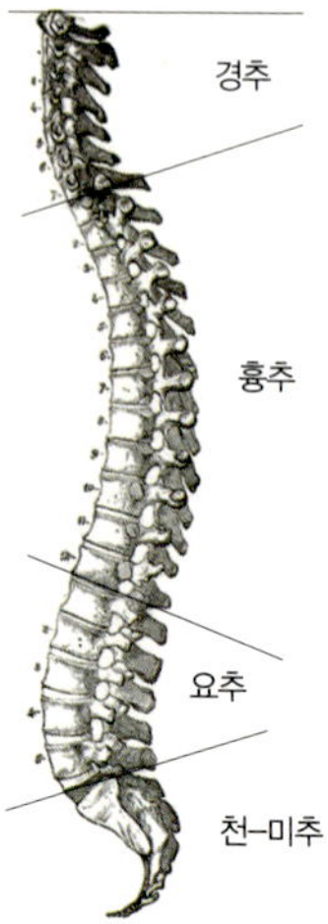

그림 2. 척추의 구조(옆에서 바라본 모양)

추간판의 역할에 대해

추간판은 척추뼈와 뼈 사이의 움직임을 가능하게 하며 충격을 흡수하는 중요한 구조물이다. 척추가 제대로 움직이기 위해서는 정상적인 추간판을 갖는 것이 필수이다. 추간판에 이상이 생기면 척추가 불안정하게 움직이며, 이는 곧 허리의 통증을 유발시킨다. 또한 반대로 척추가 불안정하게 움직이면 추간판과 후방 관절 등이 손상되어 통증이 오고 또다시 척추가 불안정해지는 악순환이 일어난다.

추간판은 내부 구조인 수핵과 바깥구조인 섬유륜, 추간판과 뼈가 붙는 추간판 가장자리 부위인 종판으로 이루어져 있다. 수핵은 수분이 많은 젤리와 같은 성분으로, 섬유륜은 딱딱하고 질긴 섬유연골로 이루어져 있고 양파의 껍질처럼 수핵을 겹겹이 싸고 있다. 또한 종판은 섬유연골과 뼈가 만나는 인접면으로 섬유연골의 성질과 뼈의 성질을 반반씩 지닌 딱딱한 구조물이다.

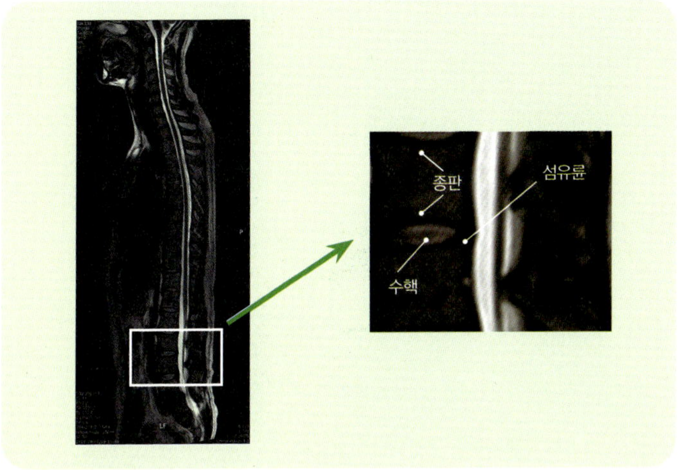

그림 3. 추간판의 구조.
척추 시상면 MRI(왼쪽)와 상자 안을 확대한 영상(오른쪽)에서 추간판의 수핵과 섬유륜을 확인할 수 있다.

다시 설명하자면 딱딱하고 질긴 섬유륜과 종판이 말랑말랑한 수핵을 둘러싸고 있는 구조이다. 이는 잼을 넣은 빵, 혹은 단팥이 들어 있는 호빵 모양으로, 이 호빵 모양의 추간판이 쿠션 역할을 하여 추간판의 아래위로 강한 압박이나 충격이 전해졌을 때 잘 견딜 수 있게 해준다(그림 3).

추간판은 얼마나 단단할까?

추간판은 압박과 충격에 강하지만 너무 강하게 부하가 걸리거나(예: 무거운 물건을 들 때), 작은 부하라도 계속 반복되거나(예: 많은 박스를 옮길 때), 작은 부하로 오랜 시간 유지되는 경우(예: 오랜 시간 책상에 앉아 있는 경우)에는 손상을 입는다.

약한 충격에는 섬유륜이 찢어지거나 종판이 깨지며 아주 강한 충격이나 약한 충격이라도 여러 번 반복되면 섬유륜이나 종판에 큰 손상이 생기기도 한다. 그 결과 수핵이 손상된 쪽으로 밀려 나거나 심할 경우 손상된 부분을 통과하여 탈출하게 된다(그림 4). 나이가 들면서 추간판에 퇴행이 오고 작은 손상이 누적되면, 흡사 바람 빠진 타이어처럼 수핵의 수분이 줄어

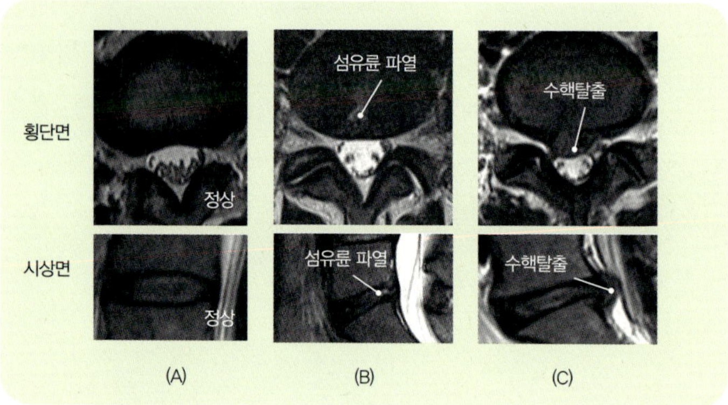

그림 4. 추간판 탈출증.

추간판의 정상 구조(A)와 섬유륜이 파열된 모양(B), 그리고 추간판의 수핵이 탈출된 모양(C)을 각각 동일인에서의 척추 횡단면과 시상면 MRI에서 확인할 수 있다.

들면서 부피가 줄어든다. 이렇게 충격 흡수 기능이 떨어지고 불안정하게 된 추간판은 작은 충격에도 쉽게 손상된다.

후방 요소가 하는 일은 무엇일까?

각 척추의 뒷부분을 후방 요소라 하는데, 후방 요소를 척추뼈에 몸통 연결하는 다리, 척추 후관절, 횡돌기와 극돌기가 속해 있다. 후방 요소들은 척수와 신경뿌리를 외부로부터 보호하는 통로를 만들고 척추의 움직임을 적절히 제한하여 척추가 안정적으로 움직이게 한다. 또한 척추 후방 요소는 척추 내재 근육의 부착점으로서의 기능을 한다. 이들 중 후관절은 척추의 움직임, 안정성 및 통증에 중요한 역할을 한다(그림 5).

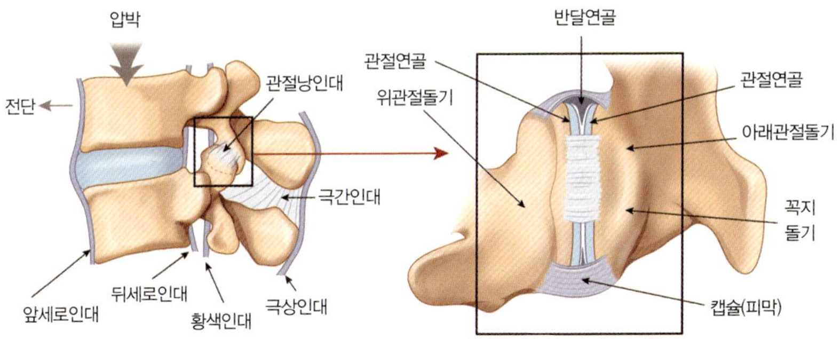

그림 5. 척추 후관절.
요추를 옆에서 본 모식도(왼쪽)와 상자 안을 확대해서 본 척추 후관절의 모식도(오른쪽)

근육의 역할과 작용에 대해

복근과 척추 신전근은 척추 주위에 있는 대표적인 근육이다. 이들은 우리 몸의 움직임을 만들 뿐 아니라, 안정되게 움직일 수 있게 하는 안정 장치의 역할도 한다. 또한 광배근, 둔근, 대퇴사두근, 뒤넙적다리근, 장요근 등 척추와 골반의 움직임과 안정성을 담당하는 근육들도 중심 근육으로서의 역할을 한다.

이들 중심 근육들이 그림 6에서처럼 상하좌우에서 척추를 가운데로 잡아 주는 스프링 역할을 하여 척추의 안정성을 책임진다.

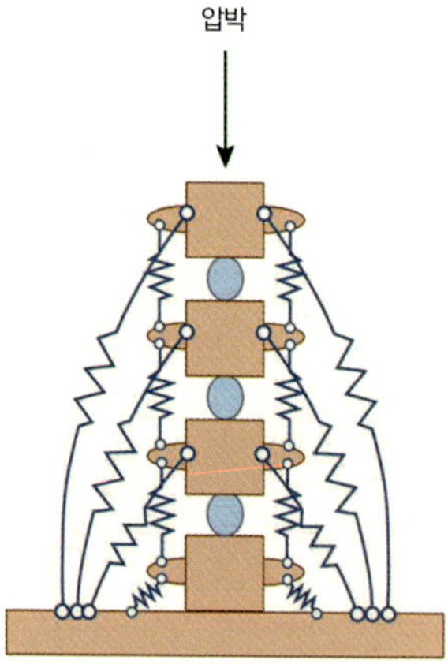

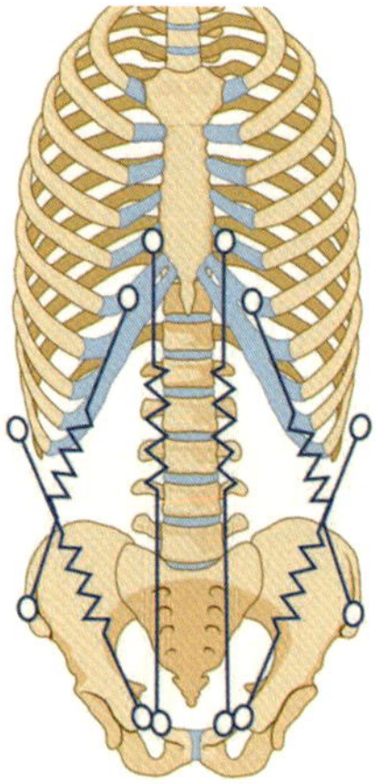

그림 6. 척추 중심 근육의 기능(모식도).
척추 신전근(왼쪽)뿐만 아니라 척추 주변 골반 및 흉곽에 연결된 근육(오른쪽)도 중심 근육으로 척추의 안전장치 역할을 한다.

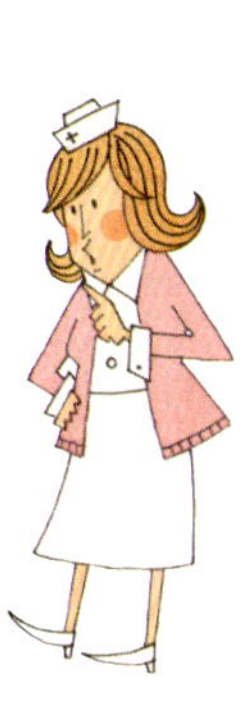

03

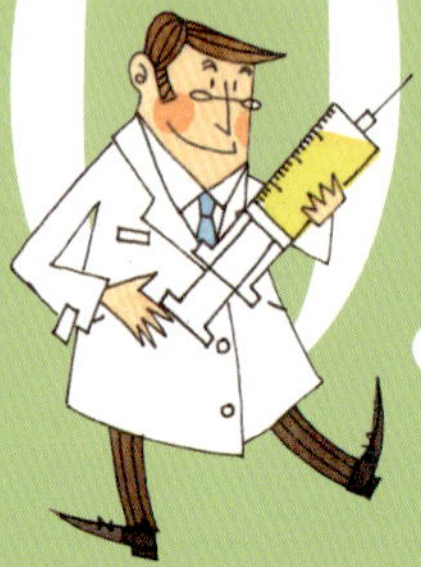

요통은 왜 생길까?

사람들은 흔히 나이가 들었기 때문에, 혹은 퇴행성 변화 때문에 허리가 아프다고 생각하는 경우가 많다. 하지만 사실은 그렇지 않다. 실제로 이런 변화들이 반드시 통증으로 직결되는 것은 아니기 때문이다. 다양하게 통증이 발생하는 부위와 증상에 대해 알아보자.

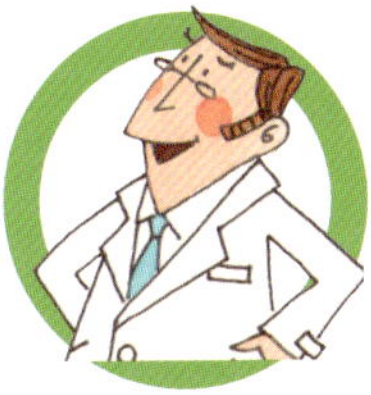

부위별 통증 알아보기

나이가 들거나, 혹은 퇴행성 변화가 생겨 잦은 허리의 사용으로 척추가 서서히 망가지면서 요통이 생길 수 있다. 노화 과정에서 척추를 구성하는 조직들 구성과 모양이 변화하지만 이러한 변화가 직접적인 통증으로 이어지지는 않는다. 척추에는 통증을 일으키는 다양한 부위가 있으며, 모든 척추의 구조물들은 잠재적으로 통증을 유발할 수 있다.

허리가 삐는 요추 염좌

요추 염좌는 흔히 '허리가 삐었다'고 하는 증상이다. 요통의 가장 흔한 원인으로 허리의 근육이나 인대에 무리가 가거나 손상을 입어 발생하는 것으로 생각해 왔다. 서기, 걷기, 물건 들어

올리기와 같은 활동을 할 때 근육이나 허리뼈를 서로 연결하는 인대 상태가 좋지 않거나 과도하게 사용하면 근육에 염좌가 발생한다고 생각해 온 것이다. 하지만 최근 연구에 따르면 인대나 근육 손상보다는 척추 디스크의 종판이나 섬유륜이 손상하여 통증이 발생하는 것으로 본다.

대부분의 요추 염좌는 2~3주일 내에 거의 정상으로 돌아오기 때문에 MRI 같은 정밀 검사가 반드시 필요하지는 않다. 다만 요추 염좌 초기에는 앞으로 설명할 '디스크' 더욱 엄밀하게는 '디스크 탈출증'과 증상 구분이 잘 되지 않아 2~3주일 뒤에 반드시 증상이 호전되었는지 여부를 확인해야 한다.

즉, 무거운 물건을 들다가 허리가 삐끗할 때에는 2~3주일 만에 좋아지는 종판이나 섬유륜 손상일 수도 있고 디스크 탈출증일 수도 있지만 초기 2~3주일에는 증상만으로는 감별이 잘 되지 않기 때문이다.

종판이나 섬유륜 손상이 좋아질 만한 충분한 시간이 지났는데도 계속 아프고, 통증이 엉덩이 혹은 다리 쪽으로 뻗어가는 상황이 되면 디스크 탈출증을 의심한다. 또한 한 번 요추 염좌가 발생하면 척추가 손상받기 쉬운 상태가 되어 추가적인 추간판 탈출로 이어지기도 하므로 더 나빠지지 않도록 미리 예방 조치, 즉 운동을 하거나 바른 자세를 유지해야 한다.

추간판 탈출증(속칭 '허리 디스크')

심하고 오래된 통증은 척추 사이의 디스크에 원인이 있는 경우가 많다. 앞서 설명한 바와 같이 디스크는 연한 중심부(수핵)와 이를 싸고 있는 질긴 외곽부(섬유륜)로 구성되어 있는데 어린이와 젊은 연령에서는 수핵이 마치 젤리와 같은 상태로 이루어져 있다. 하지만 나이가 듦에 따라 수핵은 탄력을 잃고 섬유륜은 갈라지거나 틈이 생길 수 있는데, 이에 따라 허리에 통증이 생긴다. 섬유륜 사이의 틈이 점점 더 벌어지면, 수핵이 틈 밖으로 밀려 나가거나 터져나가는데, 이 현상이 추간판 탈출증이다. 때로는 외상 때문에 이러한 추간판 탈출증이 나타나기도 한다. 이렇게 튀어나온 수핵이 신경을 누르면 그 신경이 지배하는 부위(엉덩이, 다리, 또는 발)에 통증이 생길 수 있다.

또한 신경을 직접 누르지 않아도 밀려 나온 수핵 물질이 신경에 닿아서 화학적 반응을 일으키면 통증을 일으킬 수 있으며, 이 경우에 화학적 염증 반응이 가라앉으면 통증이 호전되기도 한다.

디스크 내장증

디스크 종판이 손상되면 충격을 흡수하는 기능이 저하될 뿐 아니라, 이런 상태에서도 충격이 지속적으로 쌓이면 정상적으로는 주변부에 분포해야 할 신경과 말초혈관들이 디스크 중심부로 자란다. 이렇게 디스크 중심부가 변성되면서 고유의 반발압력을 잃어버리고 자라난 신경이 통증을 유발하는데, 이를 디스크 내장증이라고 한다.

서 있거나 걸으면 아프지 않지만 오래 앉아 있으면 허리와 엉덩이가 아프고 꼬리뼈 쪽, 혹은 엉덩이와 의자가 닿는 부분이 아파서 앉아 있기 힘든 것이 전형적인 증상이다. 통증이 몇 달, 혹은 몇 년간 지속되어 일상생활에 지장을 초래하는 경우가 많지만 꾸준한 운동을 통해 통증을 호전시킬 수 있다.

퇴행성 척추증

노화와 함께 디스크의 섬유륜이 손상되거나 수핵 물질의 양이 감소하면, 디스크 높이가 감소되어 체중을 떠받치는 능력이 떨어지게 되고, 그 결과 주변에 있는 상대적으로 건강한 조직이 그 모자란 능력을 도와주게 된다. 이때 디스크를 도와주는 대표적인 구조물이 후방 관절이다.

그림 7에서 보듯이 디스크가 정상일 때에는 후방 관절이 체중의 8%만 부담하지만, 디스크 퇴행이 일어나서 디스크 자체가 체중을 부담하는 능력이 떨어지면 40% 정도의 체중 부하가 후방 관절에 걸린다.

후방 관절은 기본적으로 무릎과 같은 관절을 말한다. 무릎에 너무 강한 체중이 실리면 관절염이 생기는 것과 마찬가지로 후방 관절에 체중 부하가 크게 실리면 관절이 망가진다. 이러한 척추 후방 관절의 관절염과 척추 디스크의 퇴행성 변화 등이 겹쳐지면서 허리 가운데가 뻐근해지고 앉았다 일어설 때 허리를 똑바로 펴지 못하는 증상이 발생한다. 이는 퇴행성 척추증 때문에 일어난 증상이다. 아침에 일어나서 세수를 하거나 바지를 입으려고 허리를 구부릴 때 통증이 발생하는 퇴행성 척추증과

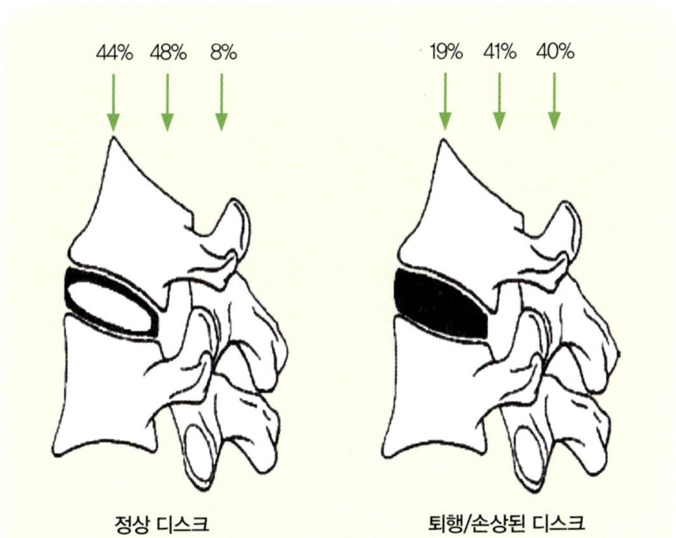

그림 7. 정상 디스크와 퇴행된 디스크

관계가 있다.

나이가 들어서 생기는 퇴행성 변화는 정도의 차이는 있지만 누구에게나 발생한다. 하지만 이렇게 퇴행이 된다고 해서 반드시 통증이 생기는 것은 아니다.

척추관 협착증

척추 안의 신경이 지나가는 길을 척추관이라 하는데, 이 척추를 따라가면 넓은 '중심 척추관'이 있고, 또 각 척추분지로 갈라지는 '척추사이구멍'이 있다(그림 8). 척추가 비정상적으로 심하게 노화되면 손마디가 굵어지는 것처럼, 후방 관절이 커지고 후방 관절 앞쪽에 있는 황색 인대가 두꺼워지며 퇴행되어 찌그러진 디스크가 뒤쪽으로 밀려 나와 척추 신경이 지나가는 구멍이 좁아진다.

척추관이 좁아지면 신경이 직접적으로 압박되거나 신경으로 가는 혈관의 혈류가 막혀 통증이 발생한다. 이러한 상태를 척추관 협착증이라고 하는데, 허리 자체에서 느껴지는 통증보다는 눌린 신경이 지배하는 엉덩이 이하(엉덩이, 허벅지, 장딴지, 발)에서 통증이 생기거나 저린 증상이 특징적으로 나타난다. 또 다른 중요한 특징은 허리를 구부리거나, 앉아 있는 자세에서는 척추관 협착증으로 인한 통증이 거의 없고, 일어서거나 걷

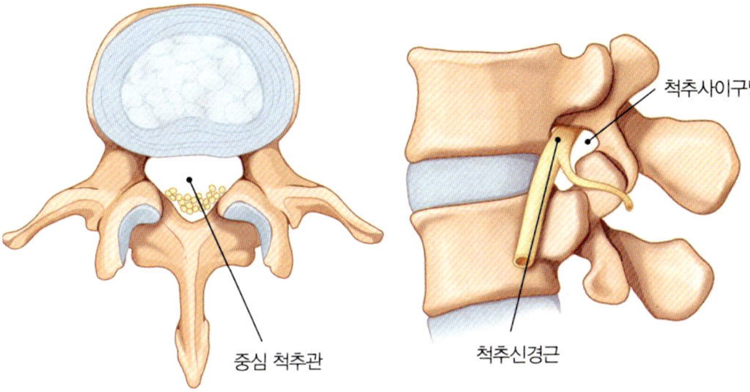

그림 8. 중심 척추관과 척추사이구멍

는 자세에서 전형적인 통증이 나타난다는 것이다.

그 이유는 허리를 구부리면 척추관이 넓어지고 허리를 펴면 척추관이 좁아지기 때문이다. 연세 드신 어르신들이 처음에는 불편 없이 잘 걷다가 약 100m 정도의 거리를 걷다 보면 엉덩이가 저리고, 다리가 땅기거나 화끈거려 더 이상 걷지 못하고 주저앉거나 허리를 구부린다.

이렇게 하면 통증이 조금 나아져 다시 걷기 시작하는데, 또 조금 걷다 보면 비슷한 증상으로 쉬어야 한다. 이러한 증세가 전형적인 척추관 협착증 증세이다.

보행기나 백화점 카트에 기대어 이동하면 이런 증상이 호전되기 때문에 '쇼핑몰 신드롬'이라 불리기도 한다. 이것은 보행이 불편한 어르신들이 유모차를 밀고 다니는 이유와 흡사하다. 다리나 발로 연결되는 동맥이 막혔을 때도 오래 걸으면 통증이 있어 쉬어야 한다. 그러나 이러한 경우는 허리를 구부리지 않아도 통증이 호전되므로 척추관 협착증과는 구별된다. 물론 정확한 진단을 위해서는 정밀한 영상학적 검사가 필요하다.

골다공증과 골절

사람의 뼈는 나이가 들면 약해지게 마련이지만, 특히 여성은 폐경기 이후에 매우 약해진다. 이렇게 뼈가 매우 약해진 상태를 골다공증이라고 한다. 심한 골다공증에 의해 약해진 척추뼈는 넘어지거나 장바구니 같은 물건을 들어 올릴 때의 압력, 혹은 높은 선반에 놓인 물건을 꺼내거나 심한 재채기를 하는 등, 일상에서 생기는 가벼운 충격에 의해서도 찌그러질 수 있다. 골다공증에 의한 압박골절은 초기에 매우 심한 통증을 유발하여 누워 있다가 몸을 돌려 누울 때도 "아이고 아이고" 하며 소리를 낼 정도로 심한 통증이 있다. 앉거나 일어서는 것은 당연히 불가능하며, 통증이 너무 심하여 장폐색이 와서 심한 변비가 되기도 한다.

그러나 통상적으로 수주일 내에 골유합이 일어나므로 통증이 호전되는 즉시 서고 걷는 운동을 시작해야 한다. 사람마다 증상과 경과의 차이가 있으므로 압박골절이 심하지 않는 경우에는 통증은 있어도 일상생활이 가능하지만, 압박골절이 잘 붙지 않는 경우에는 오랫동안 통증이 심하게 지속되기도 한다.

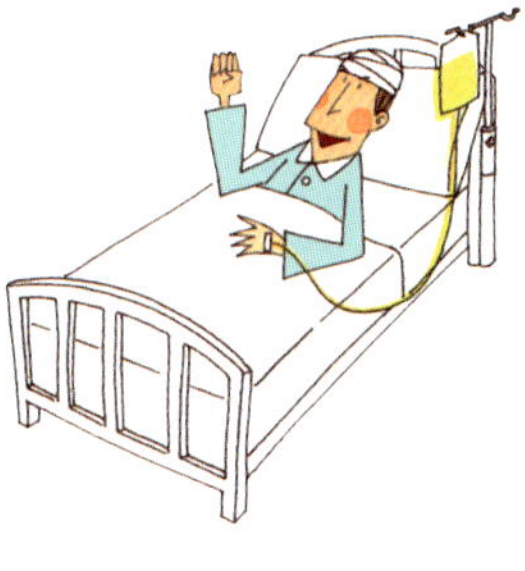

04

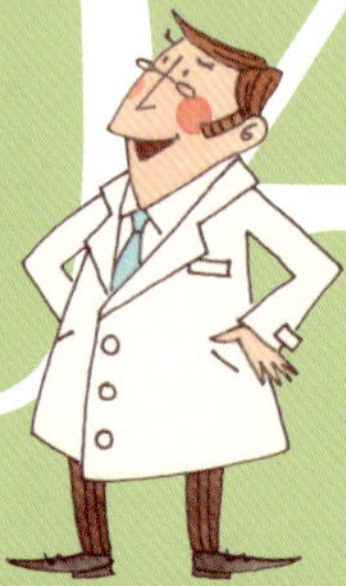

요통,
누구나 겪을 수 있다

요통은 약 80%의 사람들이 일생 중 한 번 이상 경험한다고 한다. 또한 입원과 조퇴로 발생하는 사회적 손실 비용이 가장 많은 질병이기도 하다.

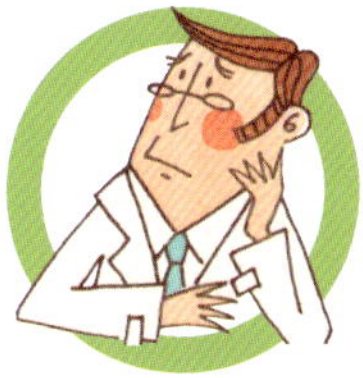

요통은 얼마나 흔한 증상일까?

요통은 감기 다음으로 자주 병원을 방문하는 원인이며, '직립 보행의 저주'라고 불릴 만큼 인간이라면 누구나 흔히 겪는 질병이다. 실제로 전 인구의 약 80%가 일생 중 한 번 이상 요통을 경험한다고 한다. 요통은 쉽게 호전된다고 많은 사람들이 알고 있지만, 실제로는 한 번 요통이 발생하면 6개월 이후까지도 지속적인 통증을 겪을 확률이 40%, 1년 이내에 다시 통증을 겪을 확률이 62% 정도라는 연구 결과가 있을 정도로 많은 사람들이 요통으로 인해 자신의 직업과 일상생활 활동에 지장을 받고 있다.

요통은 대개 35~55세에서 가장 많이 발생한다. 전체 발생률에서 남자와 여자의 차이가 없으나 60세가 넘어가면 여성들에게 요통이 좀 더 많이 발생하는 것으로 알려져 있다.

이러한 차이는 고령 여성들에게 골다공증이 더 흔하기 때문이다. 대부분의 급성 요통은 특별한 치료 없이도 호전되지만, 반복 손상으로 요통이 만성화되면 장애가 발생할 수 있다. 입원이나 조퇴 등 사회적 손실 비용이 가장 많은 질환이 요통이며 이 비용은 최근 25년간 지속적으로 증가하고 있다.

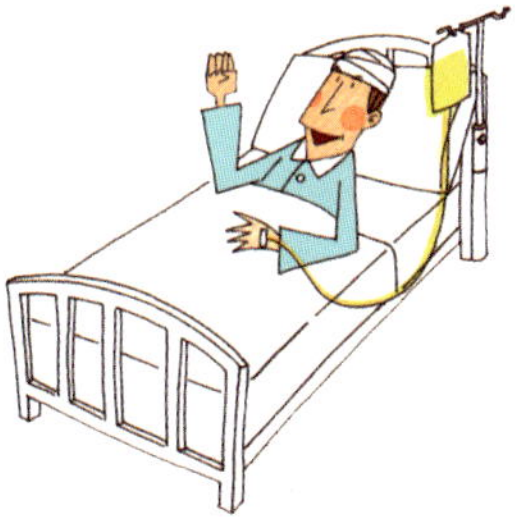

05

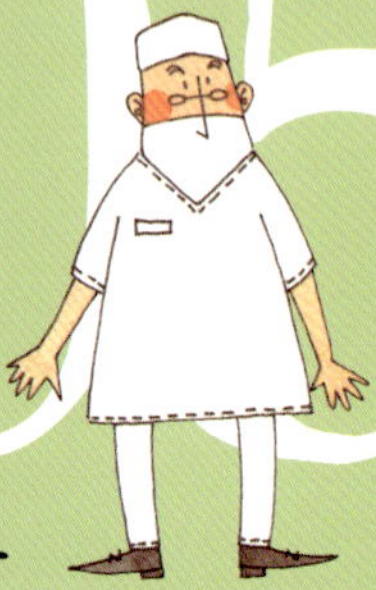

회복이 빠른 요통, 회복이 더딘 요통

갑자기 생긴 요통이나 원인이 분명하지 않은 비특정 요통은 일반적으로 회복이 빠른 편이어서 약 90%의 환자들이 2주일 안에 치유된다. 이렇게 회복이 빠른 요통과 반대로 회복이 더딘 요통에 대해 알아보자.

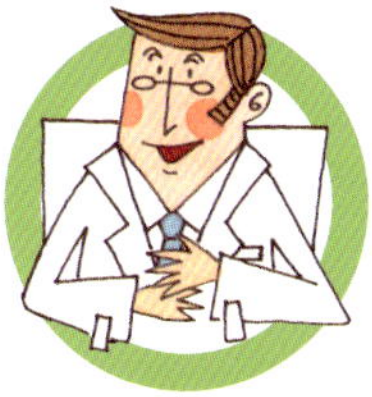

요통이 진행되는 과정

요통은 추간판에 지속적인 부하가 반복되어 추간판이 손상되면서 시작되고 추간판 손상이 더 심해지면 추간판 탈출증이 발생하여 좌골신경통을 일으키게 된다. 이로 인해 추간판 퇴행이 일어나고, 나아가 주변 후방 관절 등에 부하가 축적되면서 퇴행성 관절염이 발생하여 척추관이 좁아지는 척추관 협착증이 초래된다. 요통은 이런 과정으로 진행된다.

갑자기 발생하거나 원인이 불분명한 요추 염좌와 같은 비특정 요통은 일반적으로 90%의 환자들이 3일에서 2주일 사이에 저절로 회복된다. 하지만 요통이 자주 발생하는 환자의 약 2/3가 평균적으로 7주일 이내의 더딘 회복을 보인다. 요통은 재발이 흔한 질환이어서, 환자의 40% 정도가 6개월 이내에, 62%

정도가 1년 이내에 다시 요통을 경험한다.

회복이 빠른 허리 디스크

흔히 허리 디스크라고 말하는 요추 추간판 탈출증은 요추 염좌보다는 회복이 느리나 일반적으로 디스크 내장증 및 척추관 협착증 등 요통을 일으키는 다른 질환에 비해서는 회복이 빠른 편이다. 이는 요추 추간판 탈출증에서 통증을 유발한다고 알려진 염증 반응이 약 2개월이면 호전되기 때문이다.

또한 자기 공명 영상(MRI) 촬영으로 확인한 바에 따르면, 튀어나온 추간판은 시간이 지남에 따라 저절로 흡수되어 줄어들면서 자연스럽게 호전되며, 증상 발생 6개월 뒤에 요추 추간판 탈출증 환자의 약 2/3는 환자들이 완전, 혹은 부분적인 추간판 탈출증 감소와 함께 요통이 감소한다는 보고도 있다. 요추 추간판 탈출증은 수술 치료가 수술 치료를 하지 않은 경우보다 증상이 호전되거나 기능이 호전되는 면에서 약간 좋거나 비슷한 결과가 나왔으나, 정상적인 일상생활로 복귀하는 데에는 오히려 시간이 더 길었다는 보고가 있다.

점점 나빠지는 요통

대조적으로 척추관 협착증은 요통이 대개 그대로 남아 있거나 점차 나빠진다. 약 15%의 환자들만이 4년에 걸쳐 점차 좋아졌으며, 70%의 환자들은 요통에 큰 변화가 없고, 15%의 환자들은 요통이 더 나빠지기도 하였다.

3개월 이상 지속되는 만성 요통은 1년 안에 40% 정도만이 호전을 보이는데, 요통이 발생할 당시 심한 요통 강도 및 장애를 보였던 환자들은 만성 요통으로 지속되는 경우가 많다. 처음 요통이 발생할 때에는 누워 있거나 서 있으면 더욱 심해지고, 아프지 않은 자세를 취해야만 요통이 심해지지 않는 경우에는 회복이 조금 더 느리다.

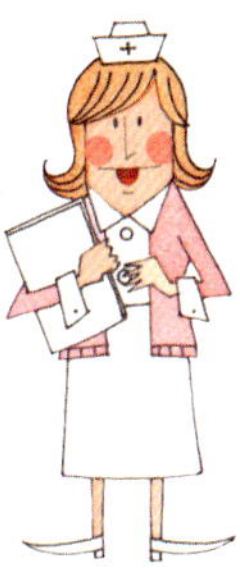

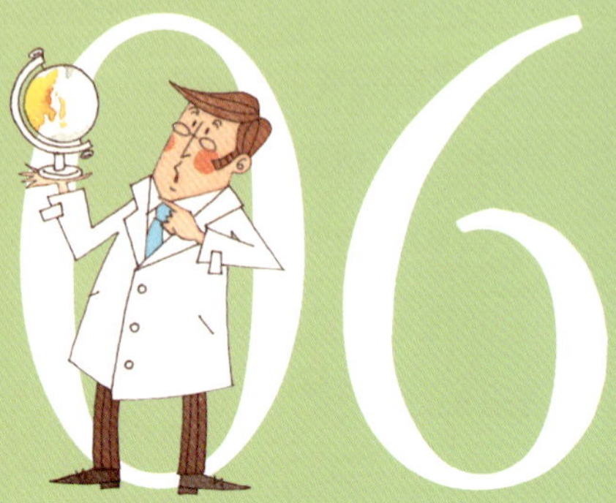

06 증상에 따라 요통의 원인도 다르다

요통은 증상에 따라 원인이 다르다. 디스크 내장증은 허리 통증이 느껴지고, 천장관절 증후군은 엉덩이 통증이 있으며, 추간판 탈출증은 다리 방사통을 느낀다. 이렇듯 다양하게 나타나는 요통의 여러 가지 원인을 알아보자.

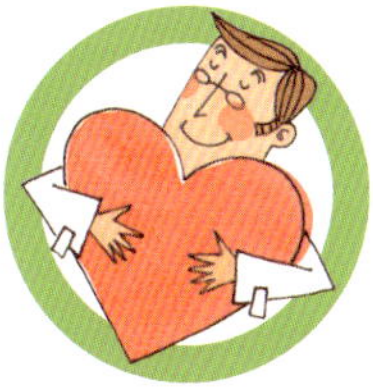

허리 통증

디스크 내장증의 주 증상은 요통이며 통증이 허리 깊은 곳에서 느껴진다. 오랫동안 같은 자세로 앉아 있거나 허리를 굽힌 자세로 세수를 하거나 무거운 물건을 들 때 통증이 악화된다.

척추 후관절 증후군은 요통이 오는 위치가 정확하게 느껴지지 않고 뻣뻣하게 느껴지면서 엉덩이나 허벅지 또는 무릎까지 내려오는 통증이 함께 나타나기도 한다. 보통, 아침에 증상이 심하고, 활동하면서 증상이 완화되는 경우가 많다. 허리를 펼 때, 앉았다가 일어날 때, 허리를 비틀거나 회전할 때 증상이 심해지며, 허리를 굽힐 때 통증이 완화된다.

엉덩이 통증

천장관절 증후군은 엉덩이와 가운데 뼈(천골) 사이에 위치하는 천장관절 주위에 통증이 있고 사타구니, 허벅지 뒤쪽을 지나 무릎 뒤쪽으로 통증이 느껴지고, 가끔씩 발목이나 발가락까지 연관통이 함께 나타나기도 한다. 장시간 앉아 있거나 서 있는 자세를 취할 때에는 통증이 생길 수 있으며 앉았다 일어날 때처럼 자세 바꿀 때에 통증이 악화된다.

추간판 탈출증이나 척추관 협착증에서 엉덩이 부위로 하지 방사통이 주로 있다면 다리는 아프지 않고 엉덩이에만 통증이 나타나기도 한다.

다리 방사통

다리가 땅기거나 저린 통증이 주 증상이다. 요통이 함께 올 수도 있고 그렇지 않을 수도 있다. 추간판 탈출증은 다리로 방사되는 통증이 요통 발현 시, 또는 수일 내지 수주일 뒤에 나타나기도 하는데, 엉덩이, 허벅지 및 종아리의 바깥쪽 또는 뒤쪽, 발까지 뻗어나간다.

이러한 증상은 바닥에 앉아 있을 때나 허리를 숙일 때, 오래 서 있을 때, 허리에 무리가 가는 활동을 할 때, 기침을 할 때,

배변 시 악화되며, 누워 있거나 걸을 때에는 통증이 완화되는 특징이 있다. 또한 척추 후관절 증후군이나 척추관 협착증에서도 다리 방사통이 주된 증상으로 나타나기도 한다.

신경인성 파행

걸을 때 다리 방사통이 심해지고 감각과 운동에 장애가 나타나는 것이다. 척추관 협착증은 걸을 때 엉덩이, 허벅지 뒤쪽, 장딴지 쪽으로 땅기는 증상이나 저리는 증상이 생기고, 앉는 자세나 허리를 앞으로 숙이는 자세를 취하면 통증이 완화된다.

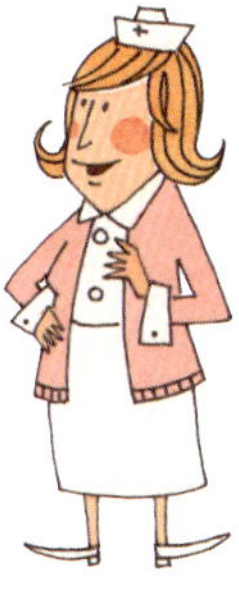

07

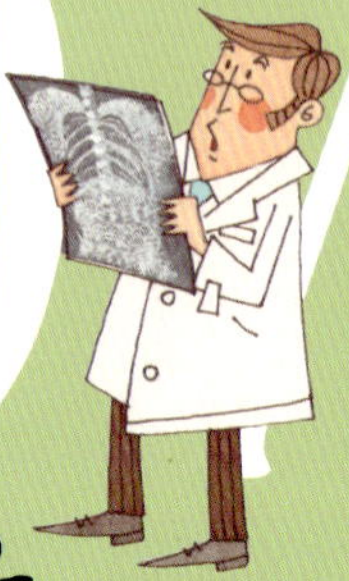

내게 맞는 운동법을 정확하게 배우자

요통을 치료하는 과정에서 기본이 되는 걷기 운동은 누구나 손쉽게 할 수 있는 운동법이다. 걷기는 신체에 별다른 부담이 없어 요통 환자들이 좋아하는 운동법이지만 장시간 걷기나 무리한 운동은 오히려 요통을 악화시킨다.

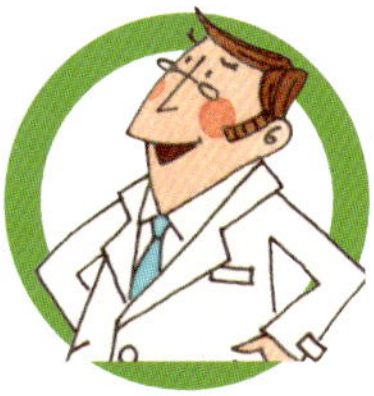

요통 치료의 기본은 걷기 운동이다

요통이 발생하는 원인에 따라 치료하는 운동의 종류가 달라지지만 일반적으로 자세 교정, 유연성 증진 운동, 허리와 복부 근력 강화 운동과 병행하여 유산소 운동을 시행한다. 치료를 목적으로 하는 적절한 강도의 운동을 한 뒤에 요통이 악화되는 경우는 드물다.

요통 치료에서 기본이 되는 유산소 운동 중 누구나 손쉽게 할 수 있는 것이 걷기 운동이다. 걷기 운동은 신체에 별다른 부담이 되지 않는다고 생각하여 간혹 환자들이 빠른 회복을 위해 몇 시간씩 걷는 경우가 있다.

하지만 근육의 피로감이 느껴지는 상태를 넘어서는 무리한 걷기 운동은 요통을 악화시킬 수 있으므로 본인의 통증 정도에 맞춰 운동해야 한다. 통증이 심한 환자는 통증이 덜한 경우보다 천천히 걸어야 하며, 근육의 피로를 느낄 때에는 운동을 중지해야 한다.

정확한 운동 자세를 배우자

허리와 복부의 근력이 저하함으로써 신체 균형이 무너져 요통이 발생하기도 한다. 이런 경우에는 근력 저하를 회복시키고 신체 균형을 향상시키는 코어 운동을 비롯한 각종 방법이 있다.

정확한 운동 자세를 배운 뒤 자신에게 맞는 방법으로 운동을 시행해야 한다. 그러나 교육을 받지 않은 상태에서 잘못된 자세로 근력 강화 운동을 시행하면 오히려 몸의 유연성을 저하시켜 허리에 부담을 더해 요통을 악화시킬 수 있다.

일반적으로 요통을 완화하기 위해 하는 운동 중에서 요통을 더욱 심하게 하고 허리를 손상시키는 자세들도 있으니 주의를 요한다. 윗몸일으키기나 누워서 다리 들기의 자세는 분명히 복근을 강화시킨다. 복근이 강화되면 허리가 튼튼해지는 것은 사실이지만 손상이나 퇴행이 있는 허리를 가진 환자는 이러한 운동으로 디스크나 후방 관절의 손상이 초래될 수 있으므로 매우 조심해야 한다.

허리 구조물에 손상을 주지 않으면서 복근과 허리 근육을 강화하는 것이 중요하다. 많은 사람들이 허리 통증을 완화시키는 운동이라면 스트레칭을 떠올리지만 허리와 관련하여 과도하게 스트레칭을 하면 디스크 등 구조물을 손상시키고 척추의 불안정성을 초래하여 요통이 더 심해진다. 그래서 허리 근육이 척추를 안정시키는 범위 내에서 스트레칭을 하는 것이 중요하며 이것이 어렵다면 허리 스트레칭을 하지 말고, 다리 스트레칭만 하는 것이 안전하다.

과도한 운동은 금물

최근 요통 환자들에게 권하는 운동 중에 '수치료'가 있다. 물속에서 하는 운동은 부력이 작용하여 허리와 무릎 등의 관절에 부담을 덜어주기 때문에 요통이나 퇴행성 관절염을 앓는 환자들도 쉽게 운동을 시작할 수 있다는 장점이 있어 최근 들어 많이 보급되고 있다.

물에서 하는 운동이라면 수영을 떠올리는 사람들이 많아서인지, 실제로 진료 중에 요통이 있는데 수영을 계속해도 좋은지 문의하는 환자들이 많다. 수영을 과도하게 하면 디스크의 퇴행성 변화가 발생하며, 특히 접영을 정기적으로 주 4회 이상 하면 접영을 하지 않는 경우보다 요통 발생 빈도가 2배가량 높다.

또한, 요통이 발생한 지 얼마 되지 않은 급성기에 운동으로 통증을 줄일 수 있는지 궁금해 하는 환자들이 많다. 물론 운동 방법에 따라 차이는 있지만, 운동은 일상생활의 능력을 높여 주는 장점은 있을 뿐 통증을 줄이는 데는 효과가 없다. 오히려 잘못된 운동 습관은 요통을 악화시킬 수 있으므로 정확한 진단과 치료 뒤에 자신에 맞는 운동 방법을 권유 받아 시작하는 것이 바람직하다.

아무리 좋은 운동도 자신에게 맞지 않는 방법으로 과도하게 하면 몸에 해롭다. 특히 요통 환자에게는 잘못된 운동 습관과 과도한 운동이 오히려 독이 될 수 있다는 것을 명심하고, 운동 전에 의사와 자신의 상태에 맞는 운동이 무엇인지 상의하자.

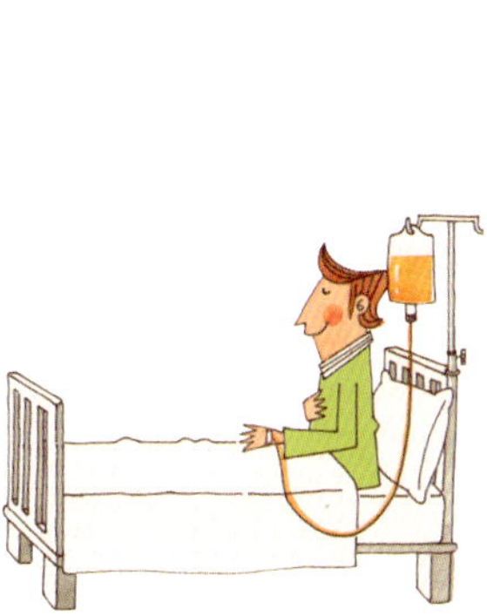

08

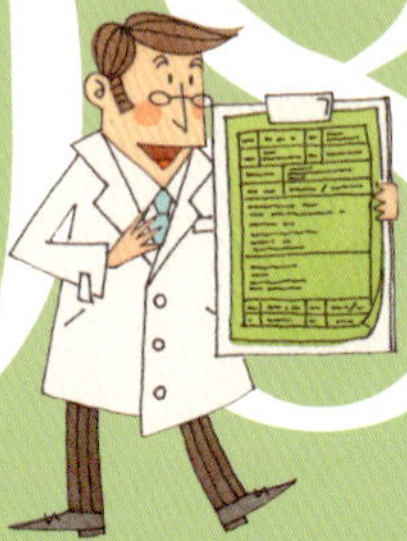

어느 정도 아플 때 병원에 가야 할까?

요통을 느꼈을 때 즉시 병원에 가야 할지, 조금 더 관찰해야 할지 고민일 때가 있다. 사실, 통증이 어느 정도 지속될 때 치료를 받아야 한다는 기준이나 뚜렷한 의학적 기준은 없다. 그래서 객관적 방법으로 통증을 평가하는 방법이 필요하다.

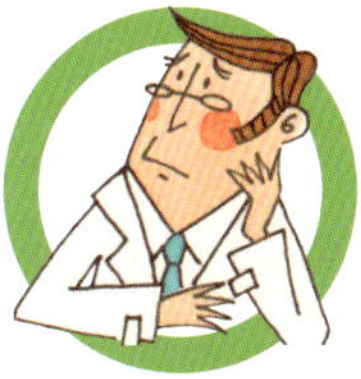

객관적 방법으로 요통 평가하기

인구의 80% 이상이 일생에 한 번 이상 요통을 경험하고, 그 중 62%는 1년 이내에 한 번 이상의 재발을 경험한다. 게다가 요통 환자의 85%가량은 요통의 원인을 정확하게 밝힐 수 없다고 알려져 있고, 실제 요통의 병력만으로 약을 복용하는 경우가 85%를 넘는다고 한다. 이렇듯 요통이 흔하고, 특별한 원인 없이 나타나는데도 병원에 방문해야 하는지, 어느 정도 통증이 지속될 때 병원을 방문해야 하는지 등에 대한 분명한 기준이 알려져 있지 않고, 실제로 뚜렷한 의학적 기준도 없다.

요통을 치료하겠다고 고민하면, 요통이 언제 어떻게 발생하였으며, 또한 어떤 형태로 발생하는지, 요통 정도는 어떤지 등에 대해 먼저 생각해야 한다. 물론 사람마다 주관적으로 느끼는 통증 강도는 매우 다르며, 본인의 통증을 객관적인 지표로 다른 사람과 비교하기는 어렵다. 그러므로 가능한 한 객관적인 방법으로 요통을 평가하는 자세가 필요하다.

통증의 위치, 통증의 양상, 통증 발생 시간, 연관된 인자, 동반된 증상 등을 구체적으로 정리해 본다. 그래서 통증 정도를 본인이 경험한 통증 중에 가장 심했던 것, 예를 들면 출산 시 진통의 정도를 10으로 하고 전혀 통증이 없는 상태를 0이라고 했을 때, 통증 정도가 5~6 이상인 상태에서 약 3주 정도 지속된다면 병원을 찾는 것을 고려하고 꼭 병원에 가지 않더라도 적어도 왜 심한 요통이 생겼는지 판단해 보는 것이 좋다.

요통의 만성 진행을 막자

요통이 발생한 다음 통증이 지속되는 기간과 증상의 호전 여부 등 요통 경과에 대해서도 생각해 보아야 한다. 보통 4주 이내를 급성기, 4주에서 12주 사이를 아급성기, 12주를 넘어가는 통증을 만성기라고 한다. 요통이 재발한 경우에는 40%에서 6개월 이상 요통이 지속되고, 요통 발생 뒤 약 1/3은 첫 해에 30일 이상의 요통을 경험한다.

한 달 이상의 요통을 경험한 환자 중 40%는 5년 뒤에도 한 달 이상을 요통으로 고통받는다고 하며, 약 9%만이 5년이 되어도 통증을 호소하지 않는다는 보고가 많다.

처음 요통을 경험할 때, 통증이 극심했다면 바로 병원으로 가겠지만 대부분이 그렇지 않기 때문에 다양한 민간요법과 부적절한 치료를 받음으로써 요통이 만성으로 진행하기도 한다. 그렇기 때문에 요통이 발생하고 특별한 원인 없이 증상이 지속적으로 재발하면 의사와 꼭 상담을 해야 한다.

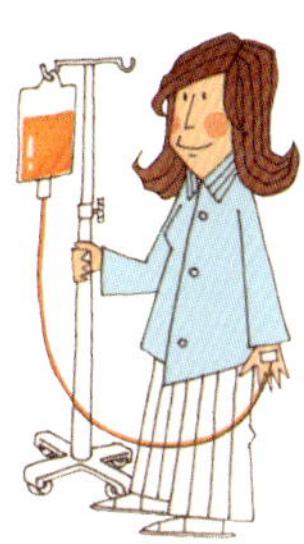

Hospital Memo

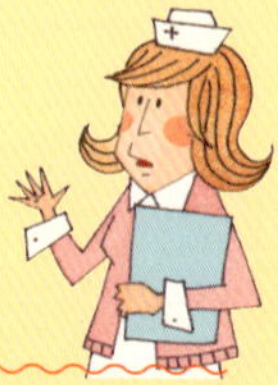

요통 스스로 진단하기

요통을 비교적 객관적으로 생각해 보았다면 다음 항목에 해당하는 증상이나 병력이 있는지 확인하고, 본인에게 해당하는 항목이 있다면 병원을 방문하여 검사를 받거나 치료를 받아야 한다.

- 18세 이하에서 극심한 요통을 호소하거나 55세 이후에 요통이 발생한 경우
- 심각한 사고로 요통이 발생한 경우
- 요통이 밤에 심해지는 경우
- 체중 감소, 지속적인 열 등의 전신 증상을 동반한 경우
- 암 환자, 에이즈 감염 환자, 전신 스테로이드를 사용한 환자
- 움직임의 제한이 심하게 있으며 작은 움직임에도 통증이 일어나는 경우
- 구조적인 변형을 동반한 요통
- 관절의 뻣뻣한 정도가 오전에 심하게 나타나는 경우
- 손가락, 발가락 등의 작은 관절 통증이나 붓기와 함께 요통이 있는 경우
- 피부 병변이나 장염 등의 증상과 함께 요통이 있는 경우
- 항문에 힘을 주기 어려워 변을 지리거나 변비가 있는 경우
- 요실금 등의 소변 장애가 있는 경우

• 항문 주위에 감각 이상이 발생한 경우
• 진행하는 다리의 근육 위약감, 또는 걷기에 어려움을 느끼는 경우
• 가족력이 있는 경우

특히 위 항목 중에서 진행하는 다리의 위약감이나 보행장애, 배뇨나 배변에 장애를 느끼거나 밤에 요통이 심해지는 경우에는 가능한 한 빨리 병원을 방문하여 의사에게 진료를 받아야 한다.

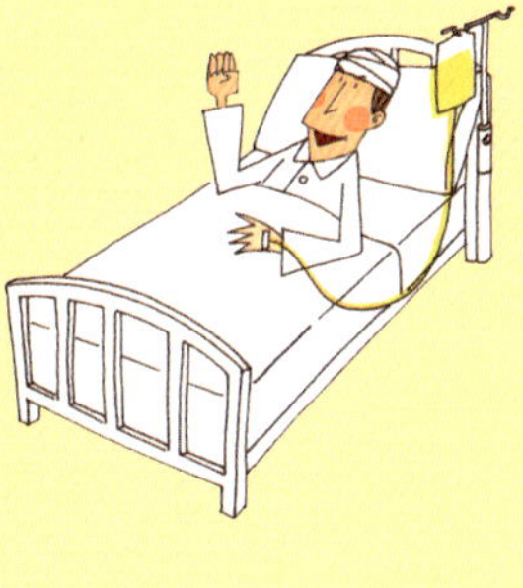

09

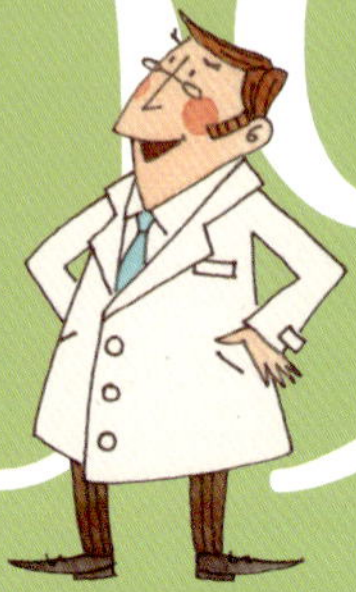

요통의 '적색경보'를 주의하자

요통 중에도 빨리 조치를 취하지 않으면 회복되지 않을 수 있는 요통도 있고, 심지어 생명을 위협하는 요통도 있다. 이를 요통의 '적색경보(red flag)'라고 한다. 이렇게 즉각적으로 치료를 해야 하는 요통에 대해 알아보자.

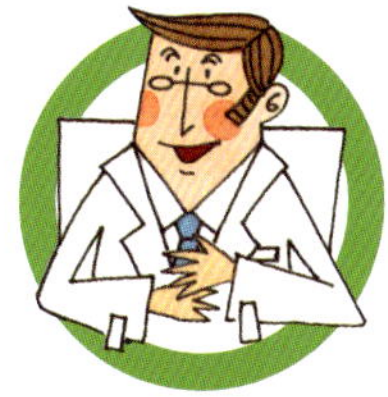

위험한 요통도 있을까?

요통 중에서 의학적으로 긴급하게 원인을 찾아내어 치료하지 않으면, 생명에 지장이 있거나 돌이킬 수 없는 문제를 발생시킬 수 있는 요통이 있다. 이를 요통의 '적색경보'라 한다. 적색경보에 해당하는 증상이라면 급히 응급실을 방문하여 원인을 확인하고 즉각적으로 치료해야 한다.

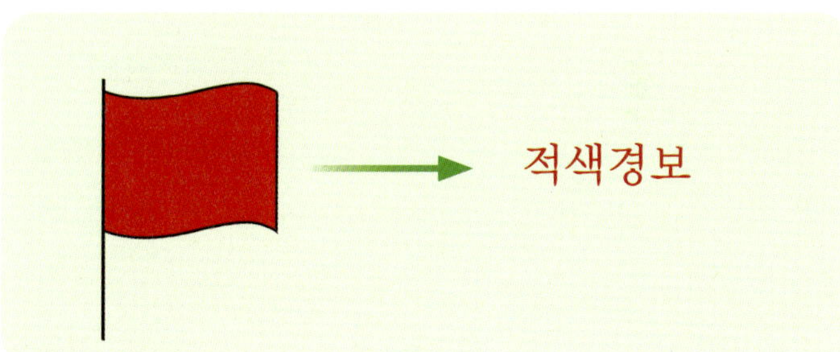

그림 9. 적색경보

신경학적 증상

신경학적 증상 중에서도 빠른 조치를 취하지 않으면 회복되지 않는 비가역적인 손상을 초래할 수 있는 증상이 적색경보에 해당한다. 이러한 신경학적 증상에는 다음과 같은 것들이 있다.

- 다리 부위의 힘이 갑작스럽게 떨어지는 경우
- 다리 부위의 느낌이 갑자기 심하게 이상해지거나 무뎌지는 경우
- 소변이 잘 안 나오거나 소변이 새는 등의 방광 기능의 이상
- 대변이 새거나 항문이 조여지지 않는 경우 등 장 기능과 관련된 증상이 있는 경우
- 비수술적 치료를 4~6주일 이상 했는데도 신경학적으로 증상이 호전되지 않는 경우

암과 관련된 증상

많은 암들이 요추로 전이되면서 요통을 발생시키는 경우가 간혹 있으므로 다음과 같은 증상이 있으면 반드시 원인을 확인해야 한다.

- 원래 암을 앓고 있던 환자의 경우

- 요통과 함께 심한 체중 감소가 동반되는 경우(예: 6개월 동안 10kg 이상 체중 감소)
- 17세 이하 또는 50세 이상에서 처음으로 요통이 발생한 경우
- 여러 가지 치료를 진행했는데도 요통 증상이 호전되지 않는 경우

감염과 관련된 증상

감염에 의한 요통이 있는 경우 원인 질환이 비가역적인 손상을 일으키거나 심한 경우 전신으로 감염이 진행되어 패혈증을 일으키거나 사망에까지 이르게 할 수 있으므로 각별한 주의가 필요하다. 다음과 같은 경우에서 감염에 의한 요통을 의심할 수 있다.

- 38°C 이상의 고열과 함께 심한 요통이 동반되는 경우
- 최근 폐렴, 신우신염, 연조직염 등을 앓고 난 뒤 요통이 발생한 경우
- 다른 질환으로 스테로이드를 복용하고 있는 경우
- 장기 이식 환자, 당뇨 환자, 에이즈 환자

요추 골절과 관련한 증상

요추 골절이 일어나면 뼈 조각들이 움직여 신경이나 혈관 등을 손상시키고 역시 회복되지 않는 비가역적 손상을 일으킬 수 있으므로 유의해야 한다.

- 외상이나 낙상 뒤 발생한 심한 요통
- 장기간 스테로이드를 복용하였거나 골다공증이 있는 경우
- 70세 이상의 노인에게 갑작스러운 요통이 발생한 경우

복부 대동맥류와 관련한 증상

드물지만 복부 대동맥류와 연관되어 요통이 있을 수 있으며, 대동맥류가 터지면 대동맥에서 출혈이 발생해 사망 가능성이 높아지기 때문에 특히 유의해야 한다.

- 요통과 함께 복부에 박동성 종괴가 만져지는 경우
- 동맥경화증이 심한 사람이 극심한 요통을 호소하는 경우

의학적으로 확인이 필요한 증상

절대 잊어서는 안 될 것은 요통의 증상에서 적색경보는 심

하면 회복되지 않는 비가역적 손상을 일으켜 장애가 발생하거나 혹은 사망에 이르게 할 수 있으므로 반드시 가능한 한 빨리 의사와 상담해야 한다.

이 밖에도 적색경보와 같이 긴급한 상황은 아니지만, 다음 사항은 의학적으로 원인을 확인할 필요가 있다.

- 심한 움직임의 제한이 있으며, 작은 움직임에도 통증이 유발되는 경우
- 오전에 관절이 30분 이상 뻣뻣하여 움직이기 불편한 경우
- 손가락, 발가락 등의 작은 관절 통증이나 붓기와 함께 요통이 있는 경우
- 피부 병변이나 장염 등의 증상과 요통이 동반되는 경우
- 요통을 일으켰던 질환 가족력이 있는 경우

이러한 경우에는 긴급하지는 않지만 역시 전문의에게 진료를 받아야 한다.

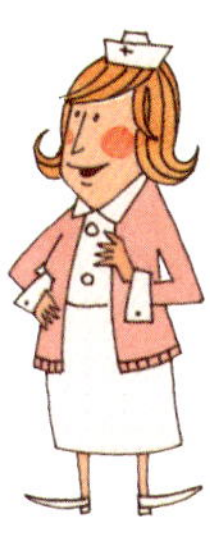

10

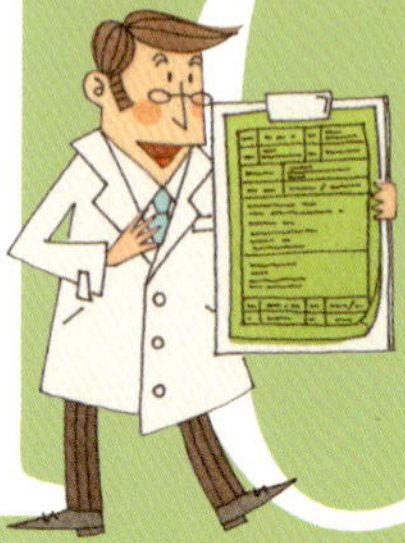

요통의 원인을 알아내는 다양한 검사 방법

요통이 발생하여 병원을 찾으면 의사는 문진, 신경학적 검사, 종양, 감염 등을 감별하는 X선, CT, MRI 등 여러 검사를 통해 진단을 내린다. 하지만 요통은 원인이 다양하고 진단이 복잡하여 확진이 어려운 질환이다.

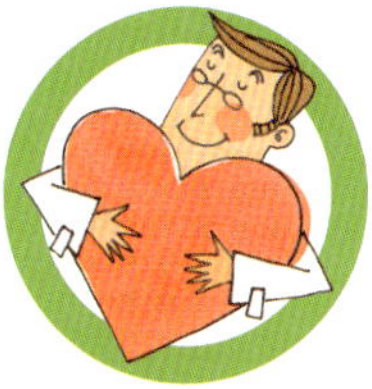

문진

요통과 다리 방사통, 근력 약화, 피부 감각 저하 등이 있는지, 있다면 어느 부위에서 심한지, 이런 증상들이 앉거나 서는 자세, 기침 및 재채기 등으로 악화되는지, 걷거나 쉬는 것으로 완화되는지, 이전에 다치거나 수술을 받은 적이 있는지 등을 파악하여 요통의 원인에 대한 중요한 실마리를 찾는다.

신체검사 및 신경학적 검사

'하지 직거상 검사' 또는 '대퇴신경 신장 검사' 등으로 요통이 신경근 자극을 동반하는지 확인하고, 대략 어느 부위에서 자극을 받는지 알 수 있다.

수핵의 탈출로 침범된 신경근이 지배하는 근육의 근력이

약해지거나, 해당 영역의 피부 감각이 저하될 수 있으며, 신경학적 검사를 하면 이를 확인할 수 있다.

척추뼈에 골절, 감염, 종양 등이 발생하면 해당 부위를 누르거나 두드릴 때 통증을 느끼는지 관찰한다. 요추부 척추관 협착증이 있으면 이상 감각이 있어도 감각 검사에서 정상으로 보이는 경우가 있는데, 이런 경우 환자를 걷게 하거나 30초~1분가량 서 있게 하여 평상시 통증을 유발하게 하는 것이 진단에 도움이 된다.

단순 방사선 검사(X선)

종양과 감염 등을 감별하는 데 도움을 주며, 퇴행성 척추 전방 전위증, 퇴행성 요추 측만증, 추간판 높이 감소 등의 소견이 있으면 요추부 척추관 협착증의 가능성을 알아볼 수 있다. 그러나 요추부 추간판 탈출증 등은 이러한 특별한 소견이 없는 경우도 많으므로 단순 방사선 검사 결과 정상이라고 하여도 무조건 환자의 상태를 정상이라고 할 수는 없다.

컴퓨터 단층촬영 검사(CT)

추간판 탈출, 척추와 관절 돌기에서 나온 골극 유무 등을 파악할 수 있다. 그러나 수핵, 섬유륜, 후종 인대의 정확한 구조를 감별할 수 없어 추간판의 파열 여부를 구별할 수는 없다.

자기 공명 영상 검사(MRI)

MRI는 요추부 질환을 진단하는 가장 흔한 방법으로 추간판뿐 아니라 척수·신경근·지방·골수 등의 해부학적 구조를 잘 확인할 수 있다. 탈출된 수핵의 퇴행성 변화 정도를 볼 수 있고, 섬유륜과 후종 인대가 파열되었는지 살펴볼 수 있다. 그러나 통증이 없는 사람들에게서도 추간판 탈출이 발견되는 경우가 많으므로, 검사를 통해 발견된 추간판 탈출이 반드시 통증의 원인이라고 단정 지을 수는 없다. 따라서 의사는 자기 공명 영상 검사의 소견과 환자의 증상 및 신체 검진 소견 등을 종합적으로 고려하여 판단한다.

근전도 검사

근전도 검사는 구조적인 이상을 조사하는 영상 의학적 검사들과는 달리, 척추 신경의 기능을 알아보는 검사 방법이다. 이 검사를 하면 요통이 신경을 손상하였는지, 신경 손상이 요통의 원인을 설명할 수 있는지는 물론, 신경 이상이 있다면 어느 위치에서 이상이 있는지, 얼마나 심한지를 구분할 수 있다.

진단

환자의 증상을 토대로 신체 검진을 하고, 필요한 경우 영상의학 및 근전도 검사 등을 시행하여 종합적으로 요통을 진단한다. 그러나 검사를 해도 발견된 소견이 현재 환자의 통증 원인인지, 이전에 있었던 손상의 흔적인지 등을 구별해 내기가 쉽지 않다. 가능한 원인 질환이 매우 다양하기 때문에, 요통은 진단을 내리기가 매우 복잡하고 확진이 어려운 질환이다.

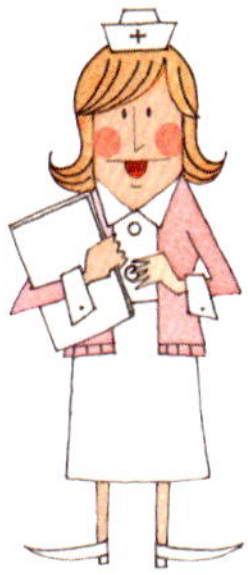

11

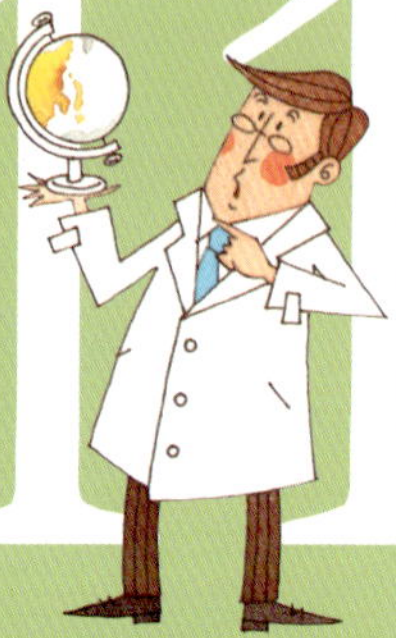

요통에는 어떤 치료 방법이 있나?

특별한 치료를 받지 않아도 습관적으로 올바른 자세로 생활하면 요통이 호전되는 경우가 많다. 하지만 통증이 심하다면 운동 치료, 약물치료, 주사 치료, 물리치료 등 다양한 방법들을 통해 요통을 치료할 수 있다.

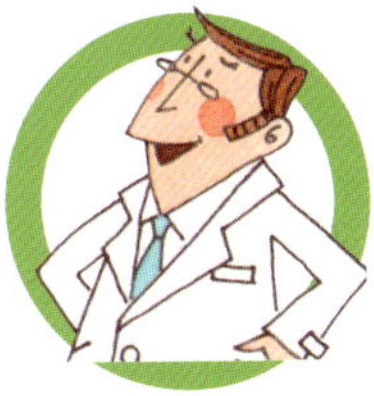

요통을 치료하는 방법들

요통은 대부분 특별히 치료하지 않아도 자연적으로 좋아진다. 따라서 허리 통증이 심하지 않다면 바른 자세로 지내면서 통증이 호전되는지를 관찰한다.

습관적으로 적절한 자세를 취하면 요통이 호전되는 경우가 많으니 바른 자세는 도움이 된다. 허리를 구부린 상태에서 오래 있거나 강한 힘을 요구하는 자세는 피하는 것이 좋다.

통증이 심해지거나 호전되지 않는다면 약물치료, 물리치료, 주사 치료나 수술 등을 고려해 볼 수 있다.

운동 치료

요추는 뼈, 후관절, 추간판 등에 의한 구조적 안정성도 중요하지만, 주위 근육과 인대로 인한 동적인 안정성도 매우 중요하다. 특히 척추 주위의 다열근 및 복근은 허리의 안정성에 결정적으로 중요한 역할을 한다. 요추 안정화 운동 또는 코어 운동은 이들 요추 주변 근육 및 연관된 하체의 근력과 운동 조절 능력을 향상시켜 줌으로써 요통을 감소시키고 재발을 줄일 수 있다.

또한 유산소 운동 역시 요통을 완화시켜 준다는 연구 결과가 있으며, 평지에서의 운동이 힘들 때에는 물속에서의 운동을 하는 것이 좋다.

물리치료

얼음을 이용한 냉치료, 핫팩이나 초음파 등을 이용한 열치료, 간섭파 치료나 경피적 전기자극치료 등과 같은 전기치료 등을 필요에 따라 시도할 수 있다. 이 밖에도 요추를 당겨 추간판 등에 가해지는 하중을 줄여 주는 견인 치료, 손을 이용하여 여러 가지 방법으로 허리를 이완시키고 스트레스를 줄여 주는 마사지 등이 있다.

요추 보조기

요추 지지대 등을 사용하여 허리의 과도한 움직임을 제한하여 통증을 줄이는 방법이다. 급성기에는 효과가 좋으나 오랫동안 사용하면 근력 약화나 근육 위축이 올 수도 있으므로 주의가 필요하다. 보조기가 요통에 도움이 되어 보조기를 사용할 경우에는 운동하여 허리 주변 근육을 강화하는데, 이때 강화된 허리 주변 근육들이 보조기 역할을 함으로써 요통 호전에 도움이 될 수 있다.

약물치료

비스테로이드성 진통소염제가 요통 완화에 효과가 있다. 통증이 요추 부위에서의 근 긴장으로 인한 것이라는 가설에 의해 근이완제가 효과가 있는 것이다. 이 외에도 항우울제, 아편양진통제, 항경련제 등도 효과가 있으며, 약마취성 약물 패치나 크림 등 바르는 약이 있다. 각 약물별 작용 기전 및 부작용 등에 대해서는 12장에서 자세히 다루기로 한다.

주사 치료

진단에 따라 주사 치료를 적절히 시행하면 요통 완화에 도움이 된다. 주사 치료에는 경막 외 주사 요법, 내측 분지 차단술, 후관절 주사법, 고주파 열치료술 등이 있는데, 이들 주사 요법은 각각 다른 적응증을 가지며 진단에 따라 적절히 시행하면 요통을 효과적으로 줄일 수 있다.

수술 치료

모든 치료를 시행해도 요통이 호전되지 않거나 검사상 구조적으로 심한 이상 소견이 있을 때에는 척수, 척추 수술을 통해 통증을 해결한다.

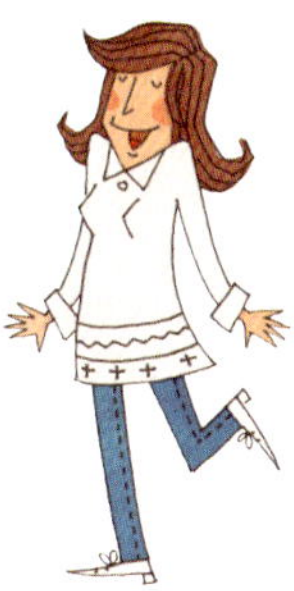

12

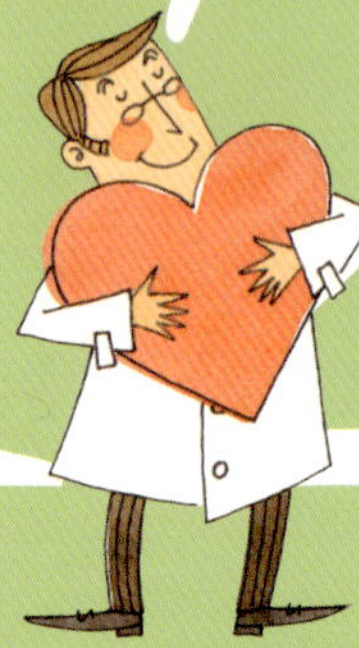

요통 치료 효과를 높이는 약물치료

요통을 치료하기 위해 운동 치료나 시술 등을 시행하는 경우에는 약물치료를 병행하여 효과를 높인다. 소염 진통제, 근이완제, 항우울제 등 여러 가지 약물치료가 가능하며, 약물치료 효과는 질환과 개인에 따라 차이가 있다.

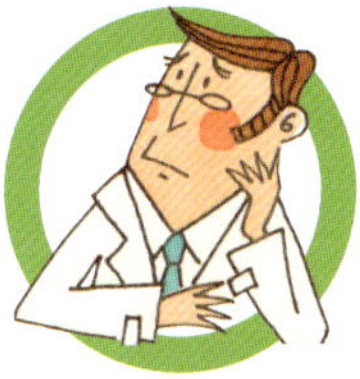

여러 가지 약물치료법

심하지 않은 요통은 약물로 조절할 수 있으며, 요통을 치료하는 운동이나 시술 등으로 시행하는 경우에도 약물치료를 병행하여 효과를 높일 수 있다.

그러나 투약 효과는 질환의 상태에 따라, 그리고 각 개인에 따라 차이가 크다는 사실을 알아야 한다.

따라서 증상에 따라 일률적으로 처방할 수 없으며, 약물치료에 대한 경과를 의사가 관찰하면서 처방을 달리한다.

또한 경구 투약의 효과가 좋지 않으면 결국 주사 치료나 수술 등을 생각해 본다.

소염 진통제

급성 또는 만성 요통에서 일정한 시간 간격을 두고 소염 진통제를 복용하면 요통을 줄일 수 있다는 연구가 많다. 하지만 소염 진통제를 복용할 때 위장관 출혈의 위험성이 증가하는 경향이 있어 주의가 필요하다.

최근에 위장 관계의 부작용을 줄인 새로운 소염 진통제가 개발되었으나, 상대적으로 심혈관계의 부작용이 생길 가능성이 높아 마찬가지로 주의가 필요하다.

근이완제

근육의 염좌나 과긴장이 요통의 원인인지에 대해서는 아직 명확하지 않아, 요통에 근이완제를 사용하는 것에 대해서는 의견이 분분하다.

그러나 여전히 임상적으로는 널리 처방되고 있으며 간혹 졸음과 어지러움 등의 부작용이 발생할 수 있다.

항우울제

삼환계 항우울제는 이름과는 달리 우울증에만 사용하는 것이 아니라, 두통, 당뇨병성 신경병증과 같은 질환 통증에도 효과적인 약물로, 통증과 관련된 신경 신호를 조절함으로써 효과가 나타내는 것으로 여겨진다.

삼환계 항우울제는 일부 요통 환자의 통증도 줄일 수 있다고 밝혀졌는데, 특히 만성 요통에서 효과가 입증되었다.

그러나 약제에 따라 입마름, 변비, 어지럼증 등의 부작용이 발생할 수 있다.

아편양진통제(마약성 진통제)

급성 요통 환자에게 단시간에만 작용하는 아편양진통제를 종종 사용한다. 하지만 암과 관련 없는 만성 요통에서 아편양진통제를 사용하는 것에 대해서는 아직 효과가 입증되지 않았다. 어떤 약물이든지 약물 남용은 가장 큰 부작용이다.

통증에 대한 효과는 크지만 장기간 아편양진통제를 사용하면 치료함으로써 얻을 수 있는 득과 실을 본인의 삶의 질과 기능을 고려하여 잘 따져 보고 사용해야 한다.

그리고 아편양진통제를 언제 줄일 것인지, 중단할 것인지 정기적으로 추적·관찰해야 한다.

항경련제

항경련제는 삼환계 항우울제와 마찬가지로 통증과 관련한 신경의 활동에 작용하는 것으로, 다양한 신경병증 통증에 사용하는 약물이다. 요통에 따라 신경병증 통증과 유사한 기전에 의한 통증이 주 원인일 수도 있어 항경련제를 사용하여 도움을 받을 수 있다.

국소작용 약물

국소마취제의 하나인 리도케인이 함유된 리도케인 패치는 요통에 효과적으로 사용될 수 있다. 다른 국소작용 제재로는 자극성 크림, 소염성 크림을 포함한 다양한 종류의 크림과 로션 등이 있으며, 전신적으로 작용하지 않기 때문에 부작용이 발생할 확률이 낮으며 위험성도 낮다는 장점이 있다.

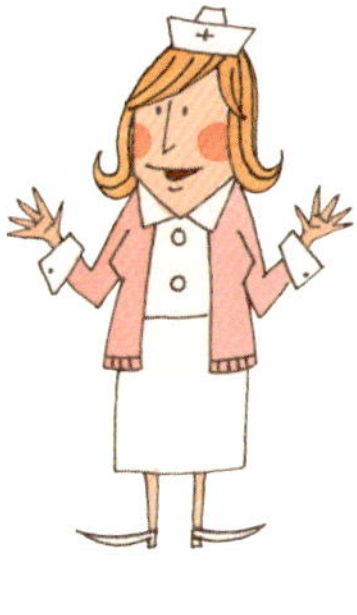

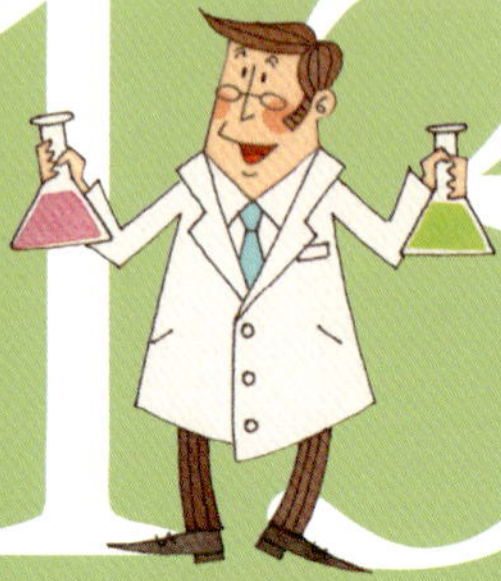

13

원인에 따라 달라지는 요통의 물리치료

물리치료에는 냉치료, 열치료, 전기치료 등이 있으며, 견인 치료, 마사지, 그리고 요통을 완화하고 방지하는 기능을 하는 요추 보조기를 이용하는 방법 등이 있다. 하지만 효과는 질환의 종류와 개개인에 따라 차이가 있다.

요통을 조절하는 여러 가지 물리치료

요통 물리치료에는 기구 물리치료, 견인 치료, 마사지 등이 있는데, 이러한 물리치료만으로도 어느 정도 요통을 조절할 수 있다. 다른 치료 방법으로 요통을 치료하는 경우에도 물리치료를 함께하여 효과를 높일 수 있다. 물리치료의 효과는 질환의 종류에 따라 다르며 같은 질환에서도 개개인에 따라 반응이 다르다.

일반적인 물리치료

얼음을 이용한 냉치료, 핫팩이나 초음파 등을 이용한 열치료, 간섭파 치료나 경피신경 전기자극치료 등과 같은 전기치료 등이 요통 치료에 도움이 된다. 주로 급성기에 많이 이용되는 방법으로 급성기 이후에는 환자의 반응이나 임상 상황에 따라서 다르게 처방된다.

이러한 치료를 이용하여 급성 통증이 조절된 뒤에는 반드시 운동요법 등의 적극적인 재활 치료가 뒤따라야 한다.

견인 치료

견인 치료는 추간판 탈출증, 척추관 협착증 및 신경근 병변 등에서 디스크나 후관절에 가해지는 부하를 감소시키고, 좁아진 신경근 주위 공간을 넓혀 요통을 감소시키는 치료다.

견인 치료를 하기 전에 경직된 근육과 긴장을 풀어 주고, 통증을 줄이기 위하여 핫팩·마사지 등의 물리치료를 하는 것이 좋다. 기계적인 견인 치료를 하기 이전에 손으로 미리 견인하여 특별한 이상이 없는지 확인한다면 부작용을 줄일 수 있다.

하지만 척수의 병변이나 척추 불안정성, 류마치스 관절염 등에서는 견인 치료를 피해야 하므로 의사와 상의한 뒤 시행해야 한다.

마사지

마사지는 요통에서 흔하게 사용되는 보조 요법으로 근 이완과 스트레스 감소 등을 유도하여 통증을 완화시키고 기능 회복에 도움을 준다.

요추 보조기

엄밀하게 말해서 물리치료는 아니지만 요추 보조기는 요통을 완화할 뿐만 아니라 요통을 예방하는 목적으로 쓰인다. 요추 보조기에는 단순 연성 보조기부터 맞춤 제작되는 플라스틱 보조기까지 다양한 종류가 있다. 이들은 주로 요추의 과도한 움직임을 제한하고, 복압을 높여 요추에 가해지는 스트레스를 줄여 주어 요통을 완화시킨다.

하지만 적절한 처방 없이 사용하거나 지나치게 오래 착용하면 오히려 척추 주변 근력이 약화되거나 관절을 움직이는 범위에 제한이 올 수 있으므로 의사와 상의한 뒤에 착용하는 것이 바람직하다.

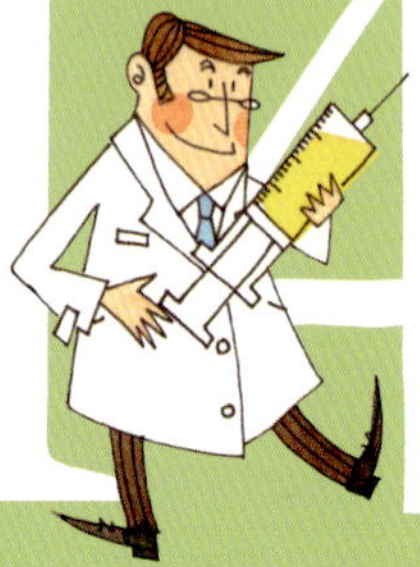

14 요통에 효과적인 주사 치료

주사 치료는 각각 적응증이 다르지만 정확한 진단에 따라 치료를 받으면 요통을 효과적으로 치료할 수 있다. 경막외 주사 요법, 내측 분지 차단술, 후관절 주사법 등 요통을 치료하는 여러 가지 주사 치료에 대해 알아보자.

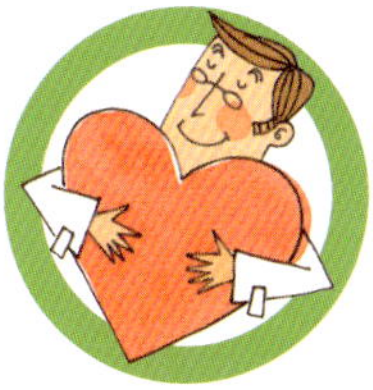

정확한 진단 뒤에 주사 치료를 한다

주사 치료에는 경막외 주사 요법과 내측 분지 차단술, 후관절 주사법, 천장관절 주사법 등 다양한 치료 방법들이 있다. 적응증은 각각 다르므로 정확한 진단을 받고 그에 따라 적절한 주사 치료를 받으면 요통을 효과적으로 치료할 수 있다.

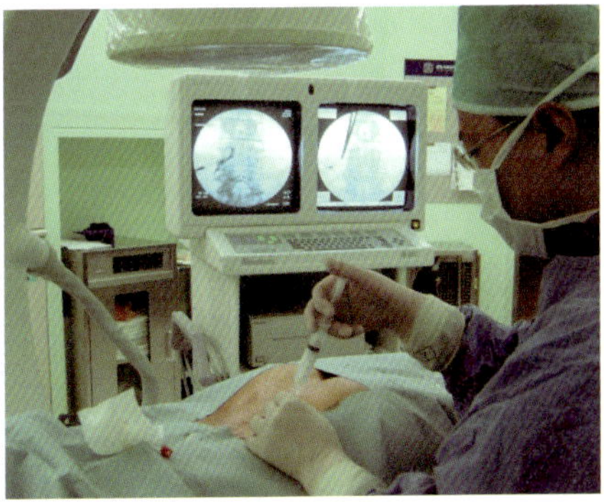

그림 10. 주사 치료 장면

경막외 주사 요법-약물을 주입해 통증을 치료한다

경막외 주사 요법이란 척추 신경을 둘러싸고 있는 경막의 외측에 스테로이드 등의 치료 약물을 주입해 통증을 치료하는 방법이다. 스테로이드는 항염증 작용을 하고 신경조직을 직접적으로 안정화하며, 말초 통증 수용체를 조절하는 등의 치료 효과가 있다.

추간판 퇴행과 탈출증, 척추 신경근의 압박, 외상이나 감염(급성 혹은 아급성 대상포진, 대상포진 후 신경통)으로 인한 척추 신경근의 염증, 척추협착증 등에도 효과가 좋아 많이 쓰이는 치료 방법이다.

경막외 주사 요법에는 추간공 경막외 주사 요법과 추궁판간 경막외 주사 요법 등이 있는데, 추간공 경막외 주사 요법이 원인 병소에 더욱 집중적으로 약물을 주입할 수 있어 시술 효과가 더 좋다.

이를 선택적 신경근 차단술이라고도 하는데 허리 디스크와 목 디스크로 인하여 다리나 팔로 내려가는 신경근이 눌릴 때 해당 신경근에만 선택적으로 약물을 주입해 통증을 해결한다. 선택적 신경근 차단술을 시행할 때는 요통의 증상과 해당 부위에 대한 영상 의학적 검사(MRI 또는 CT), 신체 검진 소견 등을 종합적으로 판단하여 통증의 원인이 되는 신경근을 찾아

주사하는 것이 중요하다.

내측 분지 차단술이란?

척추 후관절 질환이 의심되면, 후관절 통증을 매개하는 척추 신경 배측지의 내측 분지를 국소마취제로 차단하여 후관절 때문에 발생하는 통증이 없어졌는지를 관찰한다. 통증이 없어져 척추 후관절에서 통증이 비롯되었다는 것이 확인되면 보다 지속적으로 통증의 원인을 해결하기 위해 고주파를 이용한 열응고법을 많이 사용한다.

모든 시술은 방사선 투시 촬영이나 초음파 등을 통해 목표 지점을 정확히 확인한 후에 이루어져야 한다.

후관절 주사법이란?

만성 요통의 약 15~45% 정도가 후관절 때문으로 알려져 있으며, 내측 분지 차단술과 함께 후관절로 인한 요통을 진단할 수 있는 방법으로 후관절 부위에 직접적으로 주사하는 후관절 주사법을 사용할 수 있다.

진단의 위양성률을 낮추기 위해서 지속기간이 다른 국소

마취제를 사용하여 충분한 시간 간격을 두고 2회 이상 진단적 주사를 시행하여 통증이 감소하는지를 확인한다.

통증확인을 한 뒤에는 특수 투시 검사를 이용하여 척추 후관절에 주사침을 삽입하고 약물을 주사하여 통증을 줄이는 방식이다.

천장관절 주사법이란?

천장관절은 후관절과 달리 신경 분포가 복잡하여 한두 군데의 신경 차단만으로는 통증을 안전하게 차단할 수 없으므로 관절강 내 주사가 가장 중요하다. 천장관절 주사를 정확히 하려면 반드시 투시 장비나 초음파를 사용해야 하며, 주사할 때 조영제를 주입하여 주사침이 관절강 내에 있음을 확인한 뒤 국소마취제(진단 목적)나 스테로이드(치료 목적)를 주입한다.

주사 치료 시 유의사항과 합병증

국소마취하에서 시행하기 때문에 특별한 통증은 없지만, 간혹 약하게 바늘로 찌르는 듯한 통증이 있을 수 있다.

약제는 국소마취제뿐만 아니라 강한 항염작용을 가진 스

테로이드 제재 등을 이용한다. 주사를 맞고 난 뒤 힘이 빠지는 듯하고 감각이 둔해지는 증상이 나타날 수 있지만 이는 주사액에 포함된 국소마취제 성분에 의한 것으로 대개 한 시간 정도 지나면 회복된다. 보통 한 번의 주사로 치료하지만 최소 2주일 이상의 간격을 두고 2~3회 정도 더 시행할 수도 있다.

합병증으로 혈관 천자나 혈관 내 주입, 지주막하 내 주입, 척수 천자, 신경 손상, 근력 저하나 통증 악화, 기흉, 식도천자, 추간판 천자 등이 드물게 발생할 수 있다. 그리고 다른 시술과 마찬가지로 감염, 출혈, 시술 부위의 감각 이상이 올 수도 있다. 경막 외 주사 치료의 경우 경막을 천자하면서 지주 막하 부위가 차단되어 근력의 약화, 두통, 저혈압이 생길 수 있으나 가능성은 낮다.

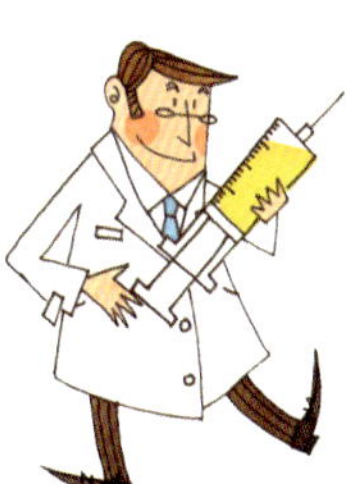

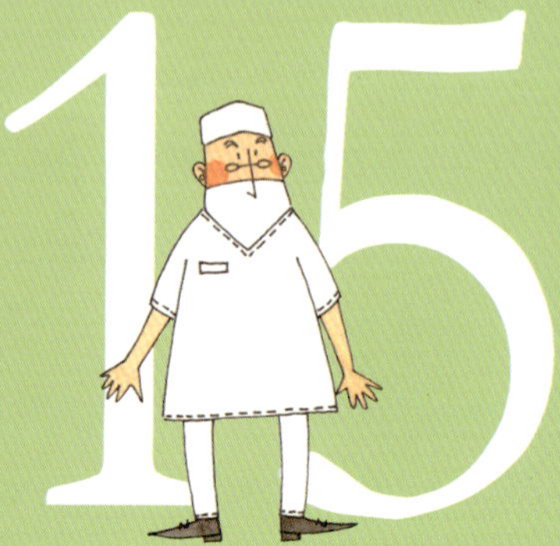

운동 치료, 바르게 알고 시행하자

허리 주변만 강화하면 요추가 안정화되리라 생각할 수 있지만, 하체에 대한 적절한 근력 강화와 운동 조절도 무척 중요하다. 또한 아무리 올바른 자세라 해도 한 가지 자세를 오래 유지하는 것은 좋지 않다.

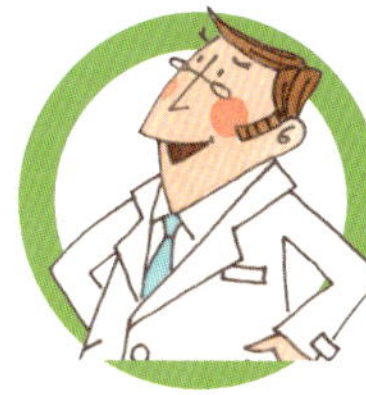

지속적인 관리가 중요하다

'직립 보행의 저주'라고 불릴 만큼 요통은 인간이라면 누구나 흔히 겪는 문제이다. 많은 사람들이 요통은 쉽게 호전된다고 알고 있지만 실제로는 한 번 허리가 아프면 6개월 이후에도 계속 아플 확률이 40%, 1년 이내에 다시 아파질 확률이 62%라는 연구 결과가 있을 정도로 요통은 지속적인 관리가 필요하다.

요통을 예방하거나 호전시키기 위한 지속적인 관리는 크게 올바른 자세 유지와 허리 운동으로 나눌 수 있다. 올바른 자세란 서 있을 때 요추의 전만(척추앞굽음)이 어느 정도 유지된 균형잡힌 중립적 자세를 뜻한다(그림 11의 왼쪽). 무거운 물건을 들거나 옮길 때에는 허리의 중립적 자세를 유지하는 것이 더욱 중요하며, 따라서 허리보다는 엉덩이 근육과 무릎 근육을 이용하여 강한 힘을 내는 것이 허리 손상을 막는 데 도움이 된다(그림 12). 그러나 아무리 올바른 자세를 취한다 해도 한 가지 자세를 오래 유지하면(예: 컴퓨터 작업을 여러 시간 지속하는 경우 등) 허리에 무리가 와서 척추 추간판이나 후방 관절이 손상될 수 있다. 따라서 한 가지 자세로 30분 정도 유지했을 때는 반드시 자세를 바꿔 주어야 한다. 컴퓨터 작업을 할 때에는 30분 정도 작업한 뒤에는 잠시 일어섰다가 다시 앉는 것도 좋은 방법이다.

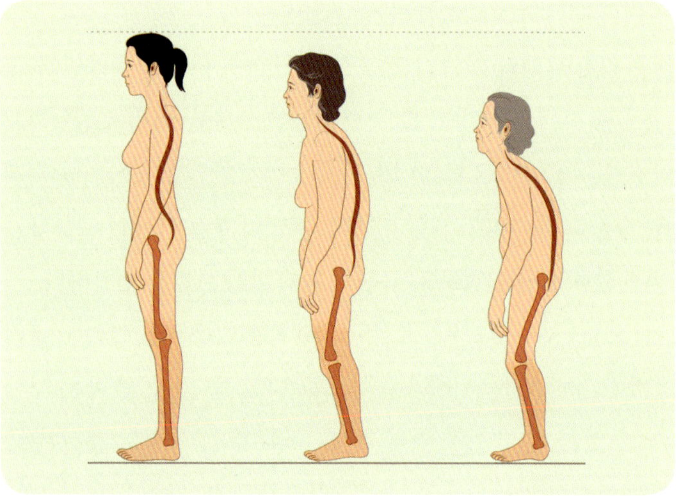

그림 11. 노화에 따른 요추 전만의 소실 과정.
젊은 연령에서는 요추의 전만이 잘 유지되어 있으나(왼쪽) 연령이 증가함에 따라 근육량의 감소(노화성 근감소증)로 인해 요추 전만이 소실되고 후만 상태(오른쪽; 소위 '꼬부랑' 할머니)로 진행하는 것을 관찰할 수 있다.

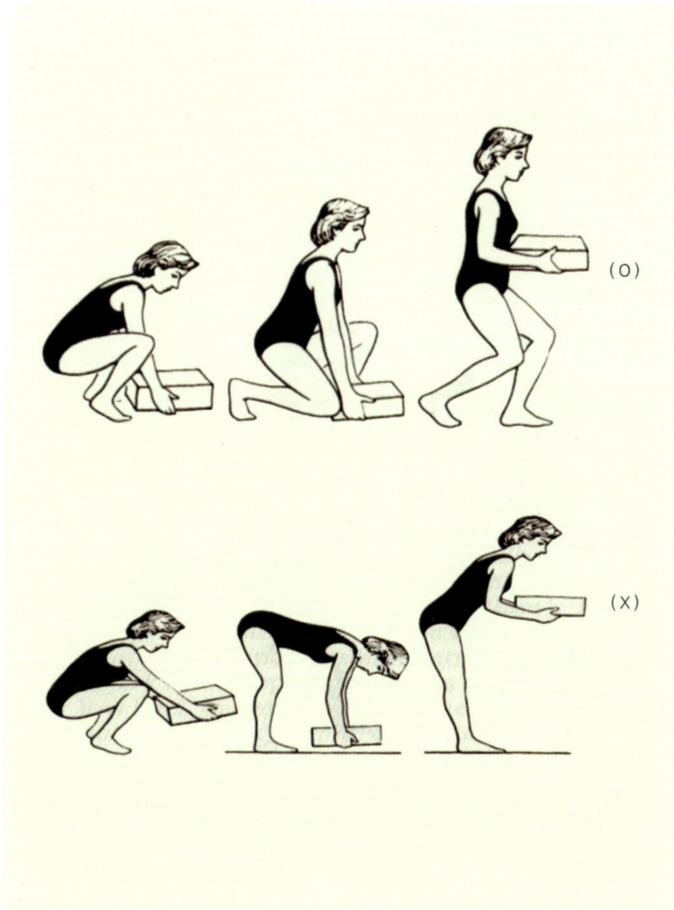

그림 12. 바닥에 있는 물건을 들어 올리는 바른 자세(위쪽)와 잘못된 자세(아래쪽)

허리에 좋은 운동에 대해서는 다양한 견해가 있어왔고 현재에도 논란이 지속되고 있다. 역사적으로 보면 1970~1980년대에는 요추의 지나친 전만이 요통의 원인이라 생각하여 요추 전만을 줄이는 '윌리엄의 굴곡 운동'(그림 13)이 대세였으나, 이후에는 '맥켄지의 신전 운동'(그림 14)이 각광을 받았고 현재에

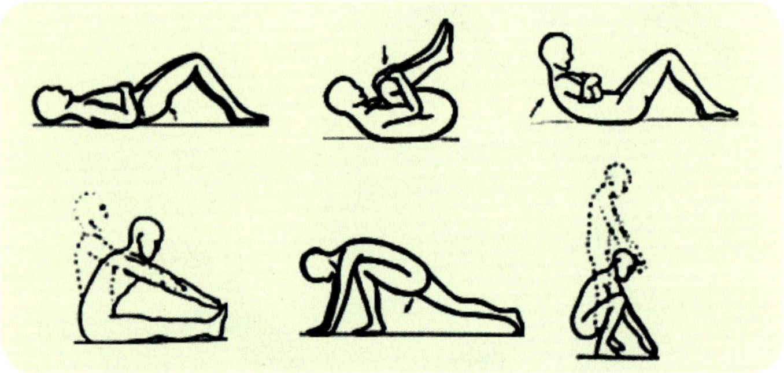

그림 13. 윌리엄의 굴곡 운동은 허리 건강을 유지하게 하는 요추 전만을 감소시키므로 오히려 요통을 유발할 수 있다.

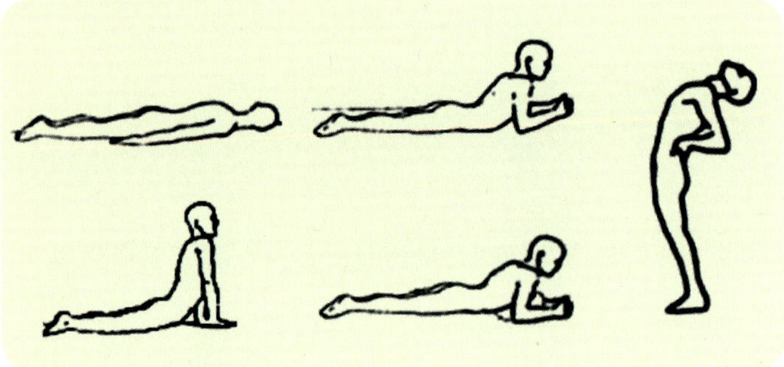

그림 14. 맥켄지의 신전 운동

는 '요추 안정화 운동'에 많은 관심이 쏠리고 있다.

요추를 안정화하기 위해서는 복근, 복사근, 척추 주변근을 강화시키고 이에 대한 운동 조절 능력을 키워야 한다. 하지만 우

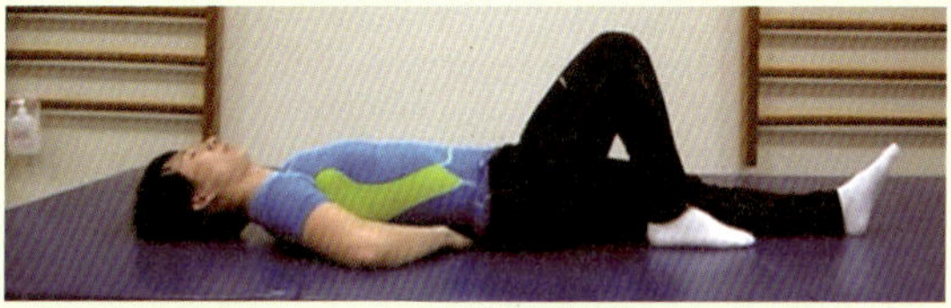

양손을 허리 밑에 댄 상태에서 한 쪽 무릎을 90도로 구부린다.

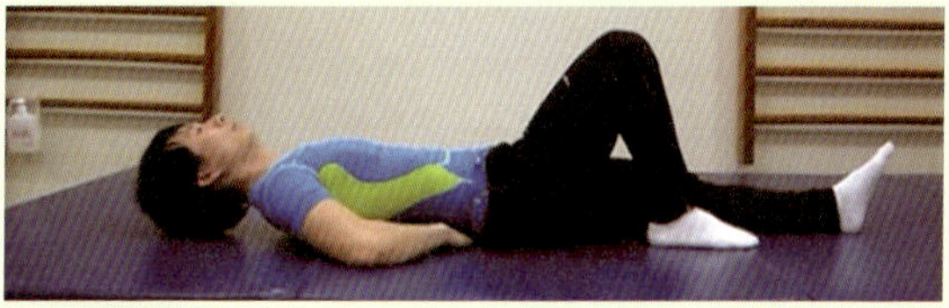

흉추가 움직임의 중심이 된 상태에서(경추는 움직이지 않고) 머리와 어깨를 살짝 들어올려서 약 9초간 유지한 뒤 휴식한다.

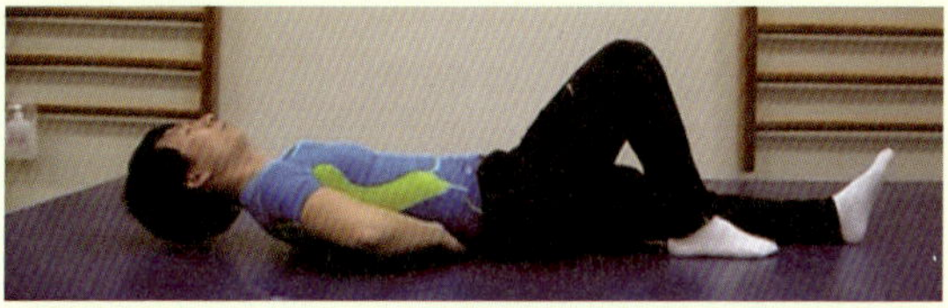

이 동작을 약 10회 반복하고 반대쪽 무릎을 90도로 구부려 같은 운동을 반복한다. 숙달되면 팔꿈치를 바닥에서 뗀 자세로 복근 강화 운동을 할 수 있다.

그림 15. 요추 안정화 운동 1 : 복근 강화 운동

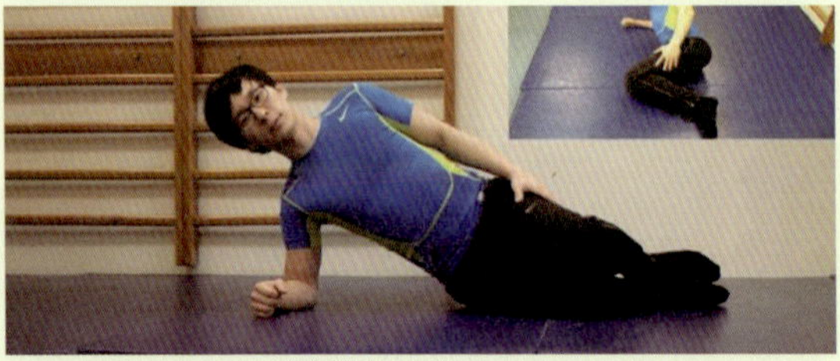

옆으로 누운 자세에서 한쪽 팔꿈치와 엉덩이로 바닥을 지지하고 무릎을 90도로 굽힌다. 초심자는 고관절을 굽힌 상태로 시작한다.

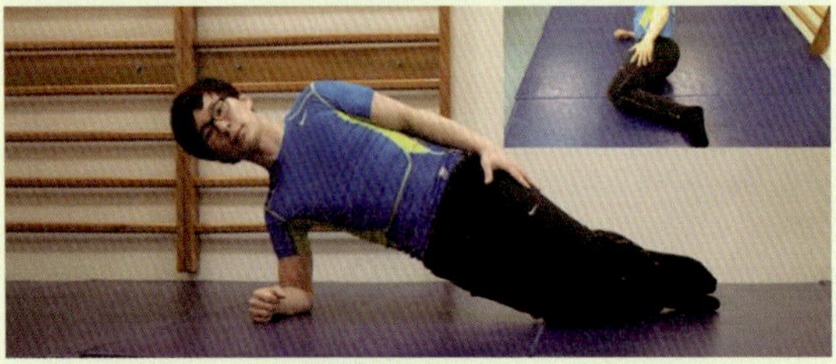

몸통을 바로 펴서 무게가 무릎과 팔꿈치로 지지되도록 한다. 이러한 자세를 약 8초간 유지하고 10회 반복한다.

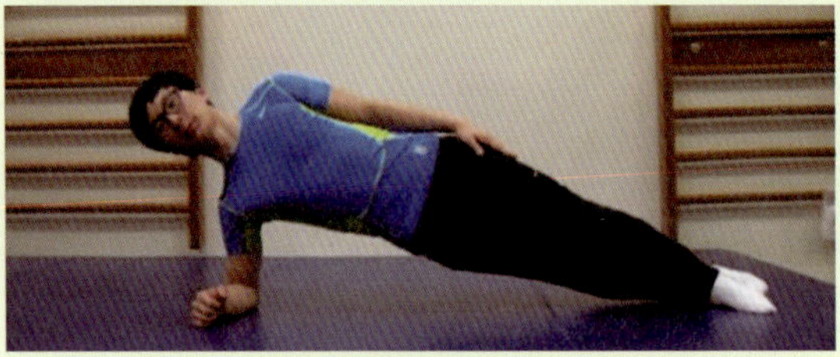

숙달되면 다리를 쭉 펴고 시작하여 팔꿈치와 발로 무게를 지지할 수 있다.

그림 16. 요추 안정화 운동 2 : 복사근 강화 운동

리가 흔히 하는 윗몸일으키기나 누워 다리 들기, 엎드려 상체 들어올리기 등의 자세는 허리에 무리를 주어 통증이 더 심해질 수 있으므로 피하는 것이 좋다. '어떤 방법으로 요추를 안정화 할 것인가?'에 대한 많은 논의가 진행되고 있다. 이에 따라 요추

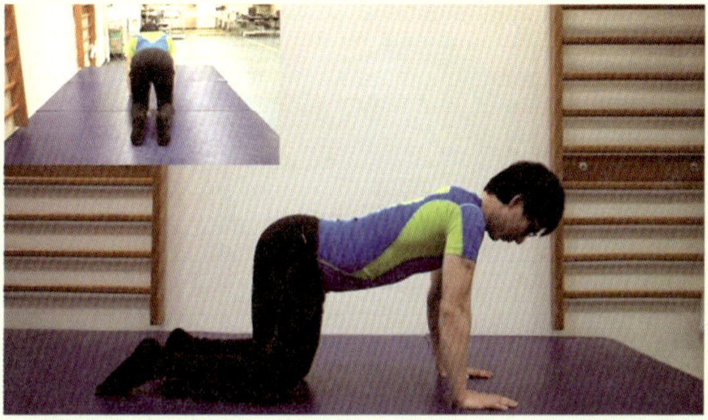

양손과 무릎으로 몸통을 지지한 상태에서 시작한다.

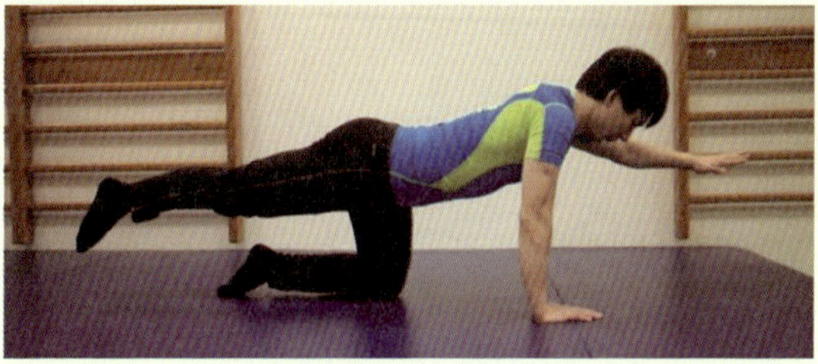

척추가 중립 상태를 유지하면서 한 팔과 반대쪽 다리를 동시에 들어올리되 수평을 넘지 않도록 한다 이 자세로 8초간 유지한 뒤 시작 자세로 돌아오는 동작을 10회 반복한다. 숙달되면 유지 동작에서 시작 자세로 돌아올 때 손과 팔꿈치에 무게가 실리지 않도록 할 수 있다.

그림 17. 요추 안정화 운동 3 : 척추 주변근 강화 운동

를 안정화하는 여러 가지 운동법이 개발되었고 그중에서 가장 간단하고 효과적인 방법 몇 가지를 그림 15~17에서 소개한다.

요추를 안정화하기 위해서는 허리 주변만 강화해서는 안 된다. 하체는 허리를 떠받든 형태로 움직이는 구조물이기 때문에 하체 근력을 강화하기 위해 적절한 운동 조절이 필요하다. 특히 대둔근(그림 18)과 중둔근(그림 19)의 운동 조절 능력을 키워야 한다.

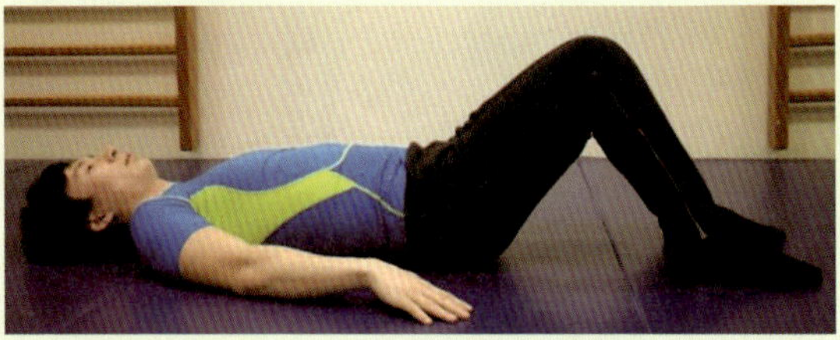

누운 상태에서 무릎을 구부리고 요추는 중립 상태로 시작한다.

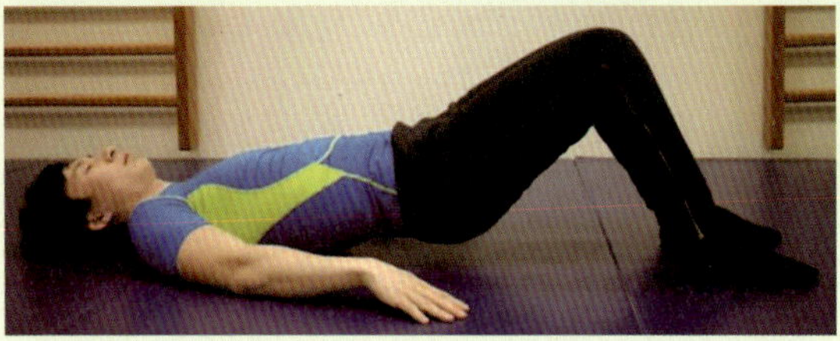

대둔근을 수축하여 몸통을 들어 올리되 뒤넙적다리근(햄스트링)에 먼저 힘이 들어가지 않도록 한다. 대퇴사두근에 약하게 힘을 주어 시작하면 대둔근 위주의 수축을 도울 수 있다.

그림 18. 대둔근 강화·조절 운동

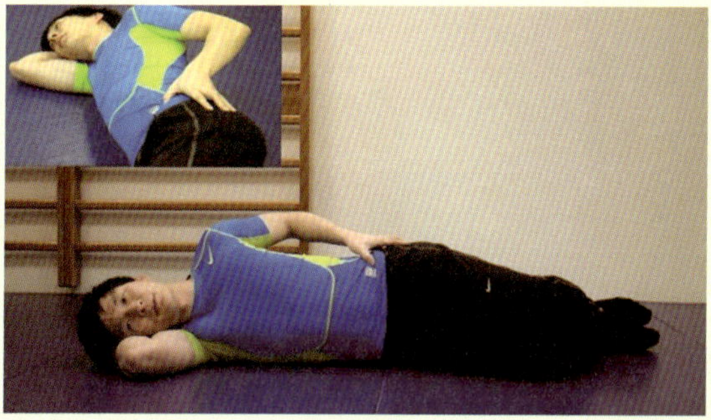

옆으로 누운 자세에서 엄지손가락을 전상장골극(ASIS)에 대고, 나머지 손가락은 중둔근에 댄다.

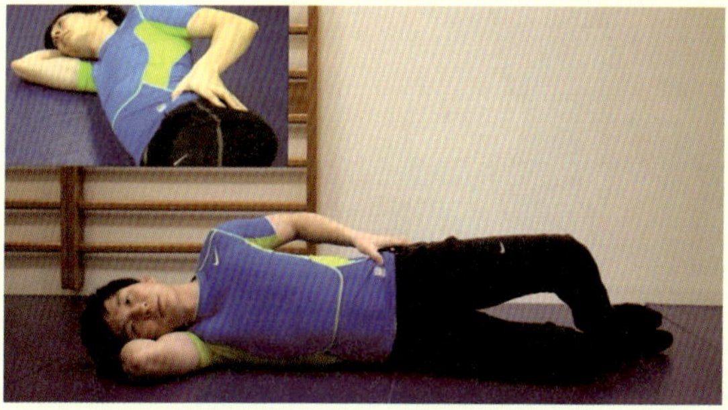

고관절과 무릎을 구부린 상태로 조개껍데기처럼 무릎을 벌리되 발은 서로 붙어 있어야 한다.

그림 19. 중둔근 강화·조절 운동

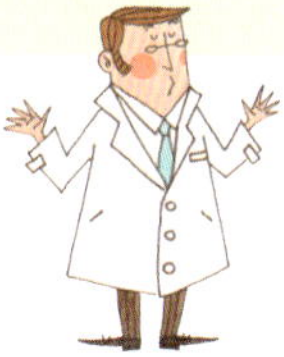

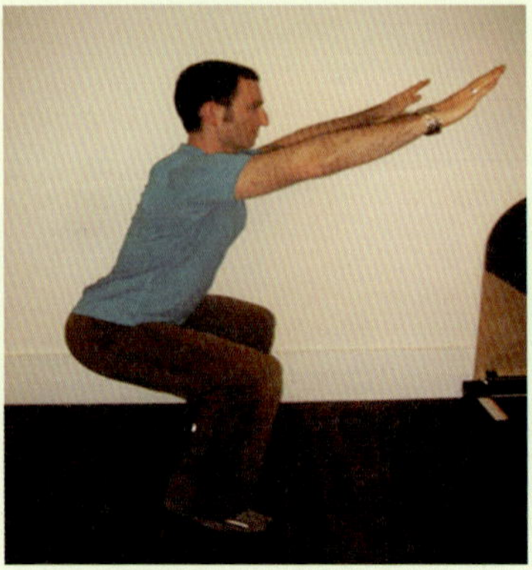

양쪽 다리 및 몸의 전체적인 균형을 잡으면서 양쪽 다리를 동시에 천천히 구부려 화장실 변기에 앉는 모습으로 약 10초간 유지했다가 다시 천천히 올라오는 것을 반복한다. 양쪽 대퇴사두근의 근력 강화와 척추 균형에 도움이 된다.

그림 20. 변기 쪼그리기(potty squatting)

이상의 운동을 매일매일 자신이 할 수 있는 범위에서 시작하여 차츰 횟수를 늘리면 한 달이 되지 않아 허리가 건강해짐을 느낄 수 있다. 어느 정도 요추가 안정되면 더 강하고 어려운 운동도 할 수 있다. 한 가지 덧붙이자면 '허리 운동'이라고 하면 스트레칭부터 떠올리고 심하게 허리 스트레칭(윗몸 앞으로 숙이기 등)을 하는 경우가 있는데 그것은 오히려 요통을 일으키는 요인이 된다는 것을 명심해야 한다. 요통이 있을 때 허리 자체에 대한 스트레칭은 요통의 불안정성을 더욱 높여 통증을 유발할 수 있기 때문이다. 스트레칭을 하기로 마음먹었다면 허리보다 오금 등 다리에 대한 스트레칭을 하는 것이 좋다.

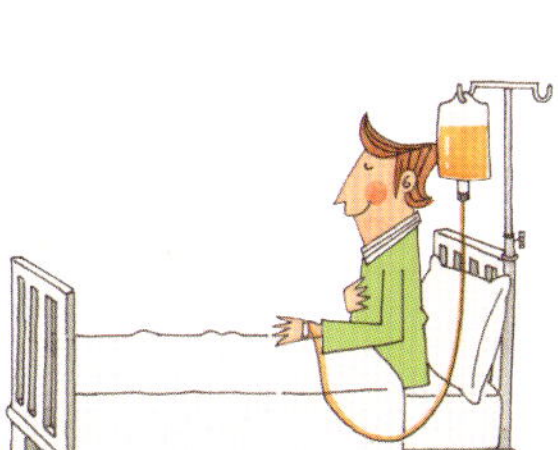

16

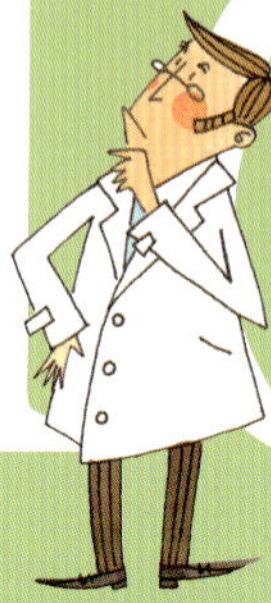

수술 치료,
언제 하는 것일까?

운동 마비 증상이 계속 진행되거나 비수술적 치료를 계속 하고 있는데도 참을 수 없이 요통이 지속되는 경우, 종양이나 감염 때문에 요통이 생긴 경우에는 수술할 필요가 있다. 요통의 수술 방법과 치료 결과에 대해 알아보자.

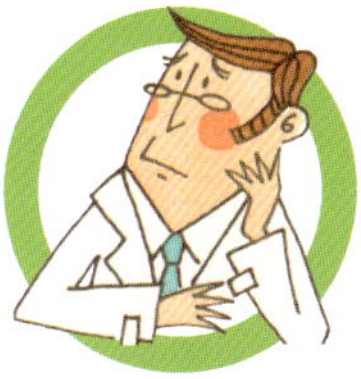

요통의 원인에 따른 수술 치료

요추간판 탈출증

요추간판 탈출증에 대해 수술 치료를 받은 환자들을 10년간 추적·관찰한 연구에 따르면 수술받지 않은 사람들보다 수술받은 사람들의 치료 결과가 다소 좋은 편이지만(통증 : 61% vs 69%, 만족도 : 56% vs 71%), 작업 능력이나 장애 상태에 대해서는 큰 차이가 없었다.

따라서 요추간판 탈출증은 증상이 비교적 심하더라도 자연 경과가 좋으므로 보통 6~8주일간 적극적으로 비수술적 치료를 하는 것이 바람직하다. 이렇게 치료했는데도 반복적인 통증으로 일상생활에 장애가 있으면 수술을 고려하여야 한다. 추간판 탈출증으로 신경근 손상이 오래되면 신경병성 통증을 남기게 될 가능성이 많으므로, 다리 방사통이 지속되어 수술이 불가피한 환자는 수술 시기를 너무 늦추지 않아야 한다. 디스크 막을 찢고 탈출되어 신경을 누르는 수핵을 제거하는 것이 수술 목적이다. 전통적으로 절개하여 수핵을 제거하는 방법이 이용되어 왔으나, 최근에는 최소 침습 척추 수술 방법이라고 하여 레이저를 이용하여 추간판을 절제하는 방법, 내시경을 이용한 수술법, 고주파열을 이용하여 치료하는 방법 등이 소개되고 있다.

요추부 척추관 협착증

앞서 말한 바와 같이 10년간 추적·연구를 하였더니 수술군과 비수술군에서 다리 통증과 같은 주 증상이 호전된 것은 54%, 42%였고, 요통은 53%, 50%가 호전되었으며, 환자의 만족도는 각각 55%, 49%였다. 10년 추적 중 수술군의 23%는 한 번 이상 재수술을 받았고, 비수술군은 39%가 수술을 받았다.

따라서 아주 심한 척추관 협착증은 바로 수술 치료를 하는 것이 바람직하고, 경증이나 중등도로 심한 척추관 협착증은 먼저 비수술적 치료를 적극적으로 시도해 본 뒤 호전이 안 될 경우에 수술하는 것이 바람직하다. 눌려 있는 척수의 압력을 줄이기 위해 척추관 뒤쪽의 뼈를 제거하는 척추궁 절제술과 같은 감압술을 시행하며 필요에 따라 척추를 안정시키기 위해 고정술을 함께 시행한다.

척추 전방 전위증

젊은 나이, 과도한 육체적 직업, 무리한 운동, 심한 신경학적 증상, 3등급 이상의 척추 전방 전위증은 수술을 시행한다.

디스크 내장증

추간판 내장증으로 인한 요통은 적극적인 비수술적인 치료에도 불구하고 일상생활을 하기 힘들 정도로 통증이 지속되면 척추 유합술을 시도하는 것이 좋다.

수술의 적응증

마미(말총 : 척수 끝의 신경근 다발) 증후군이나 진행되는 운동 마비 증상이 있으면 꼭 수술을 해야 한다. 마미 증후군은 추간판이 탈출하여 화학적이나 기계적으로 마미가 손상되어 신경인성 방광 및 장을 초래하고 항문 주위의 감각이 없어지며 양측 다리의 근력과 감각이 떨어지는 것이다. 마미 증후군의 경우 24시간 내에 반드시 수술해야 하므로 빨리 병원을 찾아야 한다. 또한 빈도는 드물지만 감염(감염성 척추염)이나 종양으로 오는 요통도 수술해야 한다. 최소 6주일 이상 적극적인 비수술적 치료를 했는데도 참을 수 없이 다리 통증이 계속되거나 통증으로 일상생활에 장애가 초래되는 경우에도 수술을 고려해야 한다.

17

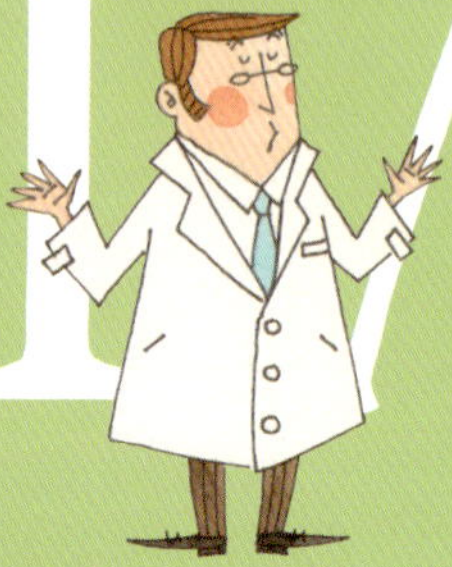

수술로 요통이 완치될 수 있을까?

수술은 요통을 해결하는 효과적인 방법이지만 유일한 방법은 아니다. 수술 치료를 통해 통증의 원인 문제들을 한 번에 해결할 수 있는 것이 아니기 때문이다. 그러므로 반드시 전문의의 오랜 관찰과 신중한 판단으로 수술 치료를 결정해야 한다.

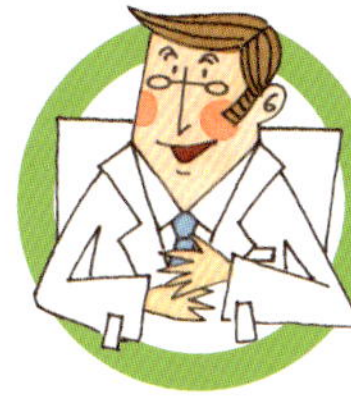

전문의의 정확한 판단이 필요한 수술 치료

요통의 원인은 매우 다양하며, 한두 가지 원인이 아니라 대개 여러 가지 복합적인 원인 때문에 나타난다. 뿐만 아니라 같은 원인이라도 질병의 중증도에 따라서 통증이 발생할 수도 있고, 발생하지 않을 수도 있다. 요통 전문의는 이러한 사실을 잘 알고 있기 때문에 환자를 오랜 시간 주도면밀하게 관찰하고 신중하게 판단하여 수술 여부를 결정한다. 전문의가 환자 상태를 정확하게 판단하고, 숙련된 기술로 수술하였을 때, 요통의 많은 부분을 해결할 수 있다.

그러나 수술은 요통을 해결하는 효과적인 방법 중의 하나일 뿐이지 유일한 방법은 아니다. 또한 수술을 받는다고 해서 통증의 원인이 되는 다양한 문제를 한꺼번에 해결할 수 있는 것도 아니다. 척추 수술 뒤에 다시 통증이 재발하거나 새로운 통증이 발생하는 경우도 있다.

이러한 경우를 척추수술후 증후군이라 하는데, 증상을 호전시키기 위해서 1회 이상의 척추수술을 한 뒤에도 통증이 지속되는 상태를 말한다.

요통의 원인은 복잡하고도 다양하다–한 번의 수술로 해결되지 않을 수도 있다

요추간판 탈출증 수술 치료의 실패는 보고하는 연구마다 다소 차이는 있으나 일반적으로 10~15% 정도 실패한다. 이런 경우에 치료를 담당하는 의사나 치료를 받는 환자 모두 당혹스럽다. 또한 문헌에 따라서는 수술받은 환자의 약 10% 정도가 수술 부위 위, 아래 인접 분절에 퇴행성 변화 등의 문제가 생기면서 요통이 재발하기도 한다.

대개 환자들은 수술의 실패나 후유증을 가장 먼저 의심하지만 이는 수술만 하면 모든 게 나아질 것이라는 과도한 맹신 때문이기도 한다.

환자라면 누구나 수술 전에 본인의 증상이 가능한 한 최대로 호전되기를 기대한다. 하지만 이것이 지나치면 수술 뒤에는 모든 증상이 해결되리라는 기대를 하게 된다. 그러나 앞서 말했듯이, 요통의 원인이 단 하나인 경우는 극히 드물고 여러 가지 원인이 있다.

그래서 한 번의 수술로는 해결하지 못하게 되고 나머지 원인으로 인한 통증은 여전히 남아 있다. 이러한 상황을 정확하게 인식하지 못한다면 요통을 제대로 해결하기는 힘들다.

수술 뒤에도 필요한 재활 치료

대개 수술은 여러 원인 중에서 가장 문제가 되는 부분을 선택하여 수술한다. 그러나 수술로 그 문제를 해결하면 그다음으로 문제가 되는 부분의 통증이 가려져 있다가 수술 뒤에 나타나게 된다.

그러면 대부분의 환자들은 수술하여 하나의 증상은 사라졌지만, 다른 새로운 증상이 나타났다고 생각한다. 수술 전에 통증을 일으킬 수 있다는 사실을 충분히 예측하지 않는다면 이 경우에도 통증은 해결되지 않은 미제로 남게 된다. 이 외에도 제한적이지만 수술로 인한 새로운 상처와 위약이 발생하게 되고 이에 대한 증상 호전 및 회복을 위해서는 수술 뒤에도 일정기간 지속적으로 재활 치료를 할 필요가 있다.

결국 수술만으로 모든 요통을 해결할 수 있을 것이라는 생각은 요통의 본질에 대한 이해가 부족한 상태에서 오는 것이다. 요통은 복합적인 요인으로 발생한다. 수술 치료는 이런 복잡한 문제를 해결하는 데 효과적인 방법 중의 하나이지만, 복잡한 요통 문제를 완전히 해결하는 방법은 아니다.

따라서 요통 환자를 잘 이해하고 의료진과 지속적으로 상담하면서 통증의 원인을 찾고, 그 해결책을 강구해야 한다. 물론 수술을 결정하기 전에는 반드시 충분한 기간 동안 과학적인 근거가 입증된 비수술적인 치료를 선행해야 한다.

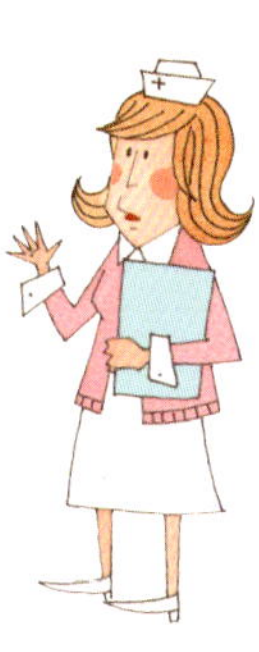

18

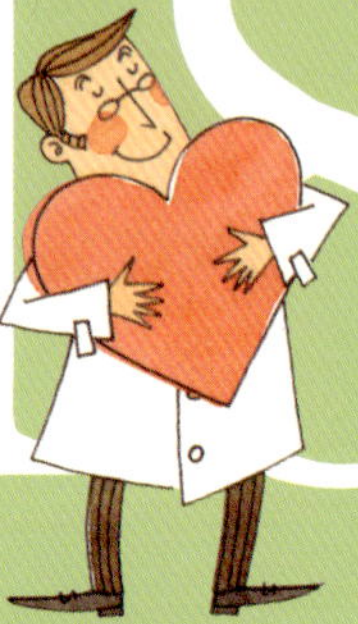

수술 뒤 재활 치료가 중요하다

수술 뒤의 재활 치료는 요통 치료에 매우 중요한데 운동 시기와 정도, 종류는 담당의사와 상의하여 결정해야 한다. 또한 재발 예방을 위해 다양한 운동이나 생활 습관 교정 등은 올바르게 교육을 받은 뒤 스스로 시행해야 한다.

재활 치료는 언제부터 시작하나요?

요통으로 수술받은 뒤의 재활 치료는 전체적인 요통 치료에 매우 중요하다. 물론 수술 직후에는 근육과 연부 조직이 다시 유합해야 하기 때문에 이 부위가 땅겨지는 것은 피해야 한다. 이 시기에는 뒤넙적다리근 스트레칭과 같이 허리를 굽히는 동작 없이 정적인 상태에서 허리 근육을 강화하는 운동을 한다.

하지만 이 시기가 지나면 재활 치료는 필수적이다. 수술 후 재활 치료는 그 효과를 실험적으로 규명하는 것이 어려워 많은 연구가 없지만, 척추 추간판 탈출증 수술 뒤 4~6주일부터 재활 치료를 하면 환자의 통증과 장해 정도를 줄일 수 있다. 운동 시기와 운동의 정도, 운동의 종류는 수술한 집도의와 상의하여 결정한다.

수술 뒤에 시행하는 재활 치료는 주로 허리의 절개 부위 근육에 초점을 맞춘다. 수술 중 근육을 뼈에서 박리하고 견인하여 척추에 접근하는데 이런 과정에서 근육과 근육으로 가는 미세 척추 신경들이 손상되며, 척추 수술 후 통증 때문에 수술 부위 주변 근육을 사용하지 않아 수술 부위 주위 근육이 약화되기 쉽다. 이들 근육을 다시 강화하고 손상된 근육을 올바르게 배열하기 위해서는 이 부위에 특화된 운동을 시행해야 한다. 수술로 요통을 유발하는 원인을 제거하여도 주변 근육이 약화된 상태라면 정상적인 척추의 역학이 깨져 있기 때문에 앞에서 언급했던 여러 요인에 의해 요통이 재발한다. 이런 근육들이 다시 강해지고 제 기능을 수행해야만 원래의 정상적인 척추로 회복된다.

수술 뒤 요통의 재발을 막자

요통으로 수술을 받은 뒤에는 재발을 예방하는 것이 중요하다. 무릎에 퇴행성 관절염이 오듯 척추에도 후방 관절 비후, 종판 손상, 섬유륜 손상, 수핵 탈출, 종적 인대의 비후 등의 퇴행성 변화가 생기면서 통증을 유발한다. 물론 퇴행성 변화를 완전하게 막을 수도 없고 이미 발생한 퇴행성 변화를 다시 되돌릴 수는 없지만 이러한 변화를 최소화하면 요통을 줄일 수 있다.

요통으로 허리 수술을 받으면 정상적인 척추의 구조물을 일부 제거하거나 척추체를 서로 고정하는데 이렇게 하면 각각 다른 구조물이나 인근 척추 분절에 물리적으로 부하가 전달되기 때문에 정상적인 척추를 가진 경우보다 퇴행성 변화가 빠르게 일어난다. 따라서 요통으로 수술받은 환자들은 비수술적인 방법으로 요통을 해결한 사람보다 요통 재발 가능성이 더 높다고 할 수 있다.

재발을 예방하기 위해서는 다양한 운동을 하거나 생활 습관 교정 등에 대한 교육을 받아 자세를 교정받아야 한다. 또한, 체중 감량과 금연은 중요한 예방법들이다. 생활 습관의 교정이 피동적으로 재발을 예방하는 것이라면, 몸통 근육 강화 운동은 요통이 잘 발생하지 않는 허리를 만드는 적극적인 방법이다. 앞서 이야기했듯이 척추는 퇴행성 변화의 과정을 거치게 되어 있으나, 척추에 비정상적인 움직임을 줄이고 척추체 간의 생리적인 역학을 유지하면 퇴행성 변화는 늦춰진다.

따라서 요추 안정화 운동으로 척추 주위 근육을 강화하여 척추를 단단하게 잡아 주어 퇴행성 변화를 줄이고 요통의 재발을 막는 것이 적극적인 예방법이다. 급성기 요통을 수술로 해결했다면 예방을 위한 장기적인 재활을 꾸준히 실시하여 다시 요통에 시달리지 않도록 몸을 가꾸는 것이 요통 치료의 완성이다.

10

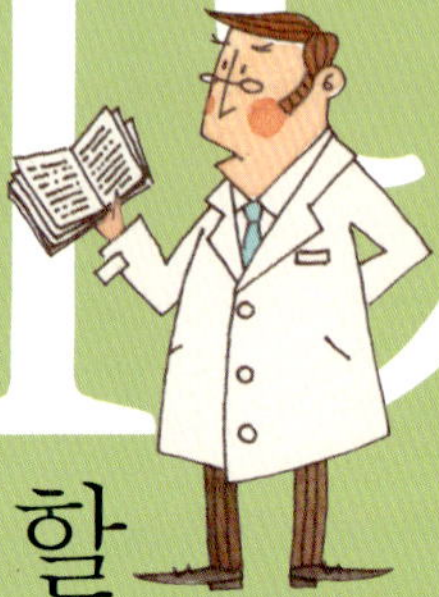

꼭 알아 두어야 할 요통 예방법

요통을 치료하는 것보다 더욱 중요한 것은 요통을 예방하는 것이다. 책상에 앉아 업무를 할 때는 올바른 의자를 사용하고 책상의 올바른 높이도 잘 알아 두어야 한다. 또한 올바른 자세라 할지라도 장시간 같은 자세로 있는 것은 나쁘다.

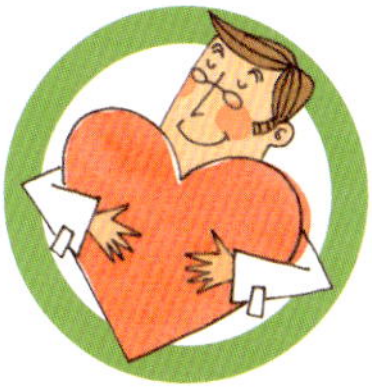

올바른 자세

오랫동안 좋지 않은 자세로 앉아 있으면 요통이 쉽게 생긴다. 특히 오랫동안 구부린 자세로 일하면 요추 전만(〈15. 운동 치료, 바르게 알고 시행하자〉 그림 11)이 감소되어 있는 경우가 많다. 이처럼 평평하게 된 허리는 만성 요통과 깊은 관계가 있다.

올바른 의자를 사용하는 것은 무엇보다 중요하다. 올바른 의자란 양 발을 평평하게 바닥에 놓을 수 있고 대퇴부는 수평으로 유지시켜 줄 수 있는 의자이다.

책상의 높이도 적당해야 하는데 책상의 높이가 너무 낮으면 허리를 구부려야 하므로 요추 전만이 없어질 수 있다. 의자에 팔을 걸쳐 놓았을 때 어깨가 너무 올라가거나 내려와서는 안 되며, 의자를 책상 가까이 끌어당기면 배가 책상의 앞쪽에 살

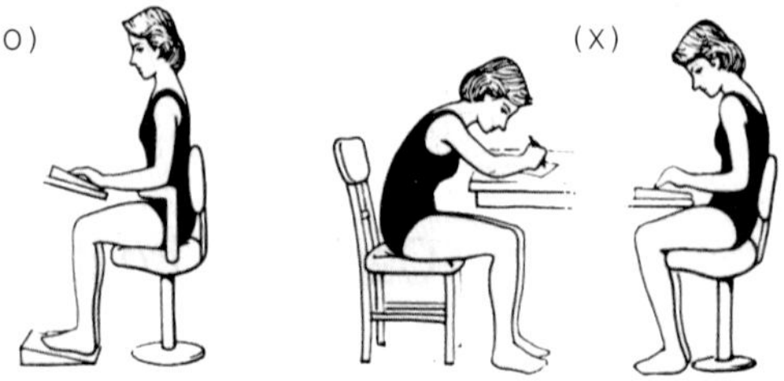

그림 21. 바로 앉아 작업하는 자세와 잘못된 자세

짝 닿을 수 있는 정도의 높이가 적당하다. 이렇게 되면 허리를 앞으로 기울이지 않아도 되므로 요추 전만을 유지하면서 책상에서 업무를 할 수 있다. 허리가 구부정해지는 것을 피하기 위해 요추 전만을 유지시켜 주는 요추 받침을 사용하는 것도 좋은 방법이다.

좋은 자세로 앉아 있어도 장기간 같은 자세로 있는 것은 좋지 않다. 장시간 앉아 있어야 할 때에는 규칙적으로 앉은 자세를 변경해야 한다. 즉, 일어서서 허리를 뒤로 젖히는 동작을 5~6번 반복하고 몇 분 동안 걷는 것이 좋다.

물건을 들어 올릴 때에는 물건 가까이에 서서 발을 넓게 벌리고 무릎은 굽히며 허리는 똑바로 편 상태로 유지해야 한다.(<15. 운동 치료, 바르게 알고 시행하자> 그림 12) 천천히 흔들림 없이 들어 올리며 똑바로 선 자세에서 돌아설 때에는 걸음을 옮기며 허리를 비틀지 않도록 해야 한다. 또한 물건을 들어 올리기 전과 들어 올리고 난 직후에 5~6번 허리를 뒤로 펴 주어야 한다.

운동

요추 안정화 운동을 하는 것이 도움이 된다. 요추를 안정화하기 위해서는 복근, 복사근, 척추 주변근을 강화하고 이에 대한 운동 조절 능력을 키워야 하며 하체에 대한 적절한 근력 강화/운동 조절을 요한다(〈15. 운동 치료, 바르게 알고 시행하자〉 대둔근, 중둔근 강화 운동 부분 참고).

과체중, 흡연, 음주와 요통

과체중-비만

흔히 몸무게가 많이 나가면 허리에 무리가 되므로 요통이 생길 수 있다고 생각한다. 실제로 과도한 체중과 비만이 요통의 위험을 높인다는 연구가 많이 있다. 체질량 지수(체중을 키의 제곱으로 나눈 값, kg/m^2)가 커질수록 요통의 유병률이 점점 늘어난다는 대규모 연구도 있다. 따라서 규칙적인 운동과 식이 조절 등을 통해 적정 체중을 유지하는 것이 요통을 예방하는 데 도움이 된다.

흡연

현재 흡연 중이거나 과거에 흡연을 했던 사람들이, 전혀 담배를 피우지 않은 사람보다 요통이 많이 생긴다는 연구 결과가 많이 있으므로, 요통을 예방하고 더 악화되지 않게 하려면 금연은 필수이다.

음주

음주 자체가 요통을 악화시키는지에 대해서는 명백히 밝혀지지는 않았다. 하지만 만취 상태에서 넘어지고 부딪혀 외상을 입거나, 술자리에서 잘못된 자세로 오래 앉아 있으면 요통이 심해지므로 주의가 필요하다.

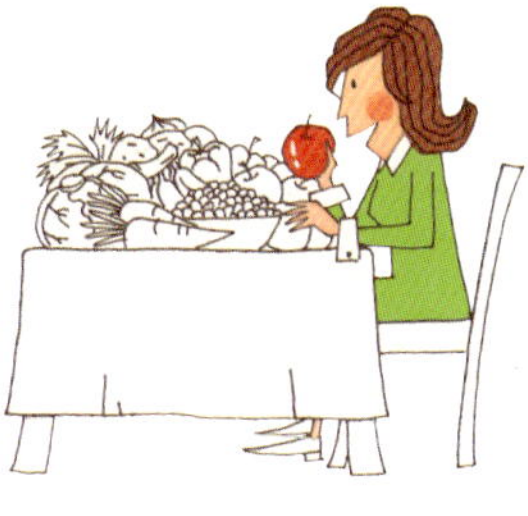

20

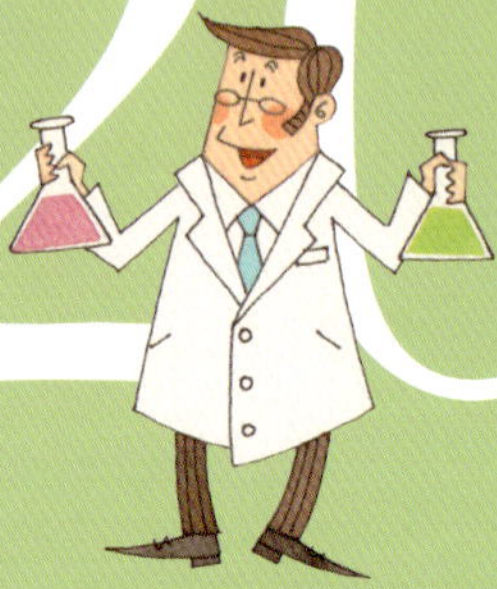

요통은 유전과 관계가 있을까?

흡연, 진동, 무거운 물건을 드는 동작, 반복적인 미세 손상 등이 대표적인 위험 인자이다. 그 외에도 정신적 문제 등 다양한 요인들이 복합적으로 작용할 것으로 추측한다. 그렇다면 요통은 유전과 얼마나 관계가 있는지 알아보자.

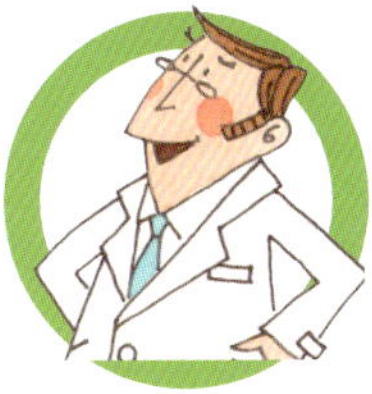

요통과 유전에 대한 여러 가지 연구

어린이와 청소년의 요통 발생 위험 요소를 연구했더니, 부모님이 요통의 병력이 있을 경우 아이들도 요통 발생 비율이 높다는 결과가 나왔다. 또한 1,064명의 여자 쌍둥이를, 즉 일란성 쌍둥이와 이란성 쌍둥이를 대상으로 요통과 경부통의 원인 인자를 알아본 연구에서는 통증이 일치하는 비율이 이란성 쌍둥이에 비해 일란성 쌍둥이에서 더 높아 요통의 원인에 유전적인 요소가 있음을 확인할 수 있었다.

또한 요통의 흔한 원인 중 하나인 디스크의 퇴행성 변화도 유전적 요소와 관련이 있다는 연구가 발표되었다. 600명의 남자 쌍둥이를 대상으로 조사한 연구를 보면, 대상자 모두를 허리 자기 공명 영상(MRI)을 촬영하였는데, 일란성 쌍둥이가 이란성 쌍둥이보다 요통의 정도, 빈도, 일상생활에 방해되는 정도가 더 일치하였고, 자기 공명 영상에서 디스크 공간이 좁아져 있는 정도와 현재까지 경험하였던 가장 심한 요통의 기간도 연관성이 있었다. 또한, 디스크의 퇴행성 변화는 유전적 소인 중 일부가 있으며, 유전성은 다양한 환경적 요소와 유전자가 연관되어 일어나는 복잡한 과정이라는 연구도 있다.

교정이 가능한 부분을 숙지하자

요통의 원인 중 일부가 유전과 관련이 있을 것으로 생각하지만 그 기전은 매우 복잡하며 아직도 명확하게 밝혀지지 않은 부분이 많다. 그래서 지금도 이에 대한 연구가 지속적으로 이루어지고 있다.

한편 요통은 유전적인 원인뿐만 아니라 환경적인 부분에 의해서도 영향을 받을 수 있다. 과중한 신체적 부담이나 키, 몸무게, 흡연, 직업, 심리적인 요소 등이 위험 요소로 알려져 있다. 이러한 부분은 유전 요소와는 달리 변화나 개선이 가능하기 때문에 요통 환자들은 이러한 생활 습관을 교정하고 바른 자세 교육을 받아 도움을 받을 수 있다.

요약하면 요통은 여러 인자들이 복합적으로 작용하여 일

어난다. 원인이 되는 인자들 중에는 유전 인자로 인해 교정할 수 없는 부분들도 있지만, 생활이나 환경과 관련하여 교정할 수 있는 요소들도 있다. 따라서 개선이나 교정이 가능한 부분들을 잘 알아 두어 실천하는 것이 요통을 예방하고 치료하는 데에 도움이 될 것이다.

한편 요통의 유전에 대해서는 현재도 연구가 지속되고 있으며, 이러한 부분이 계속 발전해 간다면 향후 요통 치료에 많은 도움이 될 것이다.

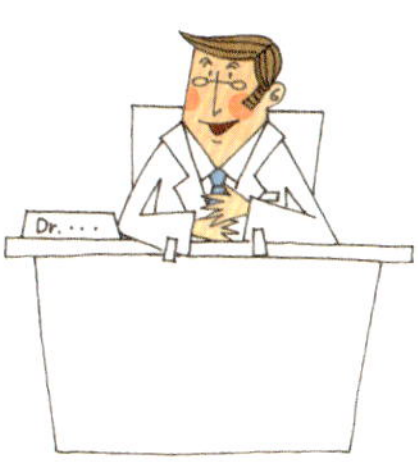

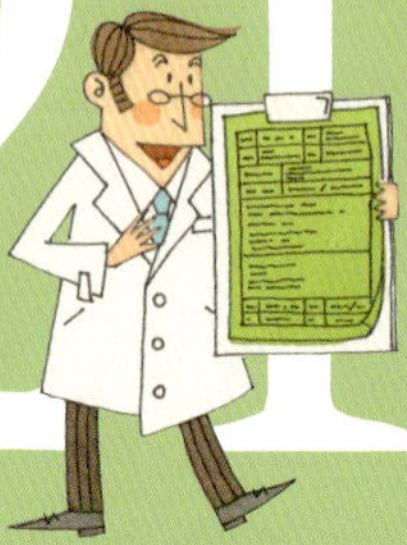

21

Q&A 요통에 대한 궁금증 30가지

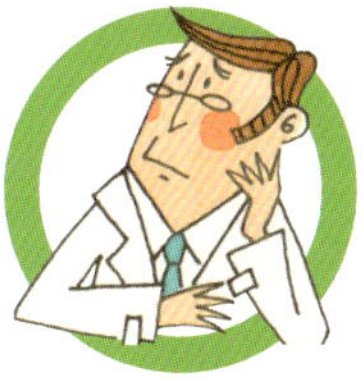

Q 좌골신경통이란 무엇인가?

A 좌골신경통이란 엉덩이, 허벅지 뒤쪽으로 뻗쳐 내려오며 땅기는 듯한 통증을 일컫는다. 좌골신경은 요천추 신경총에서 시작하는 신경근들이 모여 만들어진 다음, 허벅지 뒤쪽으로 지나가는 굵은 신경이다. 그러나 좌골신경통은 실제로 이 신경 자체의 문제 때문이기보다 좌골신경이 시작하는 부위인 허리 때문에 발생하는 경우가 많다. 허리에서 척추뼈 사이에 있는 추간판이 튀어나와 신경근을 누르는 추간판 탈출증이 가장 흔한 원인이다.

Q 허리 디스크와 요통은 어떻게 다른가?

A '요통'은 허리가 아픈 증상을 말하며, '허리 디스크'는 요통

을 일으키는 여러 가지 질병 중에 하나인 요추 추간판 탈출증을 말한다. 그러나 허리 디스크, 즉 요추간판 탈출증이 있다고 해서 반드시 허리 통증이 유발되는 것은 아니다. 20대에서 80대까지 허리가 아프지 않은 정상인들의 80%가 자기 공명 영상 검사상, 요추의 추간판 팽윤, 돌출, 탈출 소견이 있다. 또한 허리 디스크의 존재가 허리가 아픈 것으로 나타날 수도 있지만, 허리 통증이 아닌 엉덩이나 다리 방사통으로 나타나는 경우도 많다. 또한 요통이 허리 디스크가 아닌 다른 구조물, 척추 후관절이나 척추체 종판 등에서 통증이 발생하는 경우도 자주 있다.

Q 콩팥의 이상으로도 요통이 생길 수 있나?

A 흔히 민간이나 한방에서 콩팥(신장) 이상 때문에 요통이 발생할 수 있다고 하는데, 이를 신허요통이라고 한다. 콩팥을 비롯한 각종 내장 장기에도 감각 신경들이 분포하고 있기 때문에 콩팥 이상으로 인해 요통이 발생한다는 주장이 완전히 틀린 것은 아니다. 하지만 콩팥 이상으로 허리가 아픈 경우는 실제로 흔하지 않다. 요통이 있으면서 소변 색이나 냄새가 이상해진다거나, 열이 나거나, 소변 볼 때 통증이 있거나, 몸이 붓는 증상 등이 나타난다면 콩팥 이상을 의심해 볼 수 있다. 또한 콩팥으로 인한 요통은 허리의 아랫부분보다는 갈비뼈 아래쪽 옆구

리쯤인 경우가 많다. 이와 같은 증상들이 있으면 내과 전문의의 진료를 받은 후 소변 검사와 피 검사를 하여 콩팥 이상을 확인하여야 한다.

Q 요가가 요통에 도움이 되는가?

A 만성 요통에 요가가 도움이 되는지에 대해 '예' 또는 '아니오'로 대답해야 한다면, '예'라고 할 수 있다. 요가를 한 환자가 스스로 느끼는 통증이 어느 정도 줄었다는 몇몇 보고가 있다. 그러나 요가가 어떻게 요통을 경감시키는지에 대해서는 아직까지 알려지지 않았다. 요가는 통일되고 규칙적인 원리에 의해 시행하는 운동이 아닐뿐더러 애초부터 요통을 줄이기 위해 시행하는 운동법이 아니다. 이런 점에서 요가로 요통이 완화되는 것은 아니라는 결론이 나온다. 때로는 요가의 과격한 동작 때문에 허리 디스크나 후방 관절이 손상되거나 기존의 손상이 더 심해지는 경우도 있으므로 요통이 있는 환자는 요가를 할 때 주의해야 한다.

Q 대상포진이 요통의 원인이 될 수 있나?

A 신경 뿌리에 잠복해 있던 바이러스의 재활성화로 생기는 대상포진은 추간판 등에 의한 신경뿌리의 기계적·화학적 자극

으로 발생하는 요통과는 원인이 다르나, 감각 증상이 비슷한 피부 분포를 나타내어 요통의 방사통으로 착각하기 쉽다. 그러나 대상포진은 피부 증상이 나타나기 평균 4~5일 전부터 피부에 심한 통증·압통·감각 이상이 발생하고, 가벼운 자극에도 과민 반응이 나타나며, 두통·권태감·발열이 동반되었다가 붉은 반점이 발생하고, 피부 병변 발생 하루 뒤 정도부터 물집이 형성되었다가 10~14일 이내에 딱지로 바뀌게 된다. 그러므로 갑작스러운 통증이 발생하였을 경우에는 이처럼 피부 병변이나 물집 등이 없었는지 확인해 보는 것이 중요하다. 그러나 대상포진이 생겼을 때 물집 없이 통증만을 유발하는 경우도 드물게 있어 급성 통증일 때에는 전문의의 진료를 받아야 한다.

Q 척추측만증이 요통을 발생시킬 수도 있나?

A 척추측만증은 말 그대로 신체의 정면에서 보았을 때 척추가 옆으로 휜 것으로, 대부분은 증상 없이 일상생활에 큰 무리 없이 잘 지낸다. 증상이 있다면 가장 흔한 것이 바로 '요통'이다. 하지만 척추측만증에 의한 요통은 척추가 휜 부위나 정도와는 큰 관계가 없다. 특히 요통이 있는 성장기 청소년에서 척추측만이 발견된 경우 허리가 휜 것 때문에 통증이 생긴 것은 아닌가 걱정하는데, 소아나 청소년기의 척추 변형은 대개 통증을 유발

하지 않으며 오히려 운동 중의 손상이나 장시간 잘못된 자세로 앉아 있는 습관 때문에 요통이 발생하는 경우가 많다. 따라서 통증을 함께 일으킬 수 있는 척추후만증, 척추 전방 전위증이나 다른 척추 병변이 있는지 알아보는 것이 더 중요하다.

Q 요통이 있는 환자가 윗몸일으키기를 해도 괜찮은가?

A 만성적으로 요통이 있는 환자들에서 허리 주변 근육의 근력을 강화시키는 것이 허리에 안정성을 높여 주고, 요통의 재발을 줄여 준다. 일반적으로 허리 주변 근육을 강화하는 운동으로 윗몸일으키기를 많이 떠올린다. 다수의 연구에 따르면 만성 요통 환자들이 윗몸일으키기를 한 뒤 요통이 감소하지만 다른 요법보다 요통 감소 효과가 탁월한 것은 아니라고 한다. 오히려 잘못된 자세로, 또는 과도하게 윗몸일으키기를 하면 요통이 악화될 수 있다. 허리 운동을 위해 윗몸일으키기를 바로 시작하기보다는 자신의 허리 상태에 대해 전문의에게 진료를 받은 뒤 적절하게 운동하는 것이 바람직하다.

Q 임신과 분만, 산후 조리 과정에서 왜 요통이 생길까?

A 임신을 하면 호르몬 분비에 변화가 일어날 뿐 아니라, 자궁이 커지고 무거워지면서 골반과 척추에 무리가 가고 이와 더

불어 허리둘레 근육들이 비정상적인 팽창과 수축을 하여 요통이 생길 수 있다. 임신 중인 산모의 45%가 요통을 경험하며, 출산 뒤에도 25%가 여전히 요통을 호소한다. 대개 임신 중 요통은 임신 18주부터 출산 뒤 3주 사이에 대부분 발생하는데, 일반적인 요통과 비슷하게 허리를 앞으로 구부리는 자세에 어려움을 느끼는 경우가 많다. 임신과 관련한 요통은 산모들의 삶의 질을 낮추고 사회·경제적인 활동을 제한하기도 한다. 그러므로 임신 중에 발생하는 요통을 예방하는 것이 중요하며, 이를 위해서는 임신 전에 허리 근육 강화 운동과 같은 적절한 운동과 자세를 교정하는 관리가 필요하다.

또한 분만 과정에서도 허리 속의 구조물 특히, 디스크의 손상이 발생하여 요통이 만성화되는 경우를 종종 보게 된다. 특히 산후 조리 과정에서 갓난아이를 익숙하지 않은 자세(특히 허리를 구부린 자세)로 돌보다가 요통이 심해지는 경우도 많다. 따라서 분만 후에도 좋은 자세와 좋은 운동을 유지하는 것이 반드시 필요하다. 간혹, 임신 후 천장관절(허리 척추뼈와 골반이 붙는 관절)에 염증이 생기면서 허리 통증이 오래 가는 경우가 있는데 이때는 소염진통제로 조절하면서 시간이 지나면, 호전되는 경우가 많다.

Q 요통이 있는데 수영을 해도 되는가?

A 요통이 있는데 수영을 지속해도 되는지 문의하는 환자들이 종종 있다. 과도하게 수영하면 추간판의 퇴행성 변화가 발생한다고 알려져 있으며, 특히 접영을 주 4회 이상 정기적으로 하면 시행하지 않는 경우보다 요통 발생 빈도가 2배가량 높다. 하지만 낮은 강도의 수영은 급성 요통 환자에게도 좋은 유산소 운동이기 때문에 요통 환자가 무조건 수영을 금하기보다는, 담당의사와 상의하여 각 개인의 상태에 맞추어 도움이 되는 수영법이나 운동량을 결정하는 것이 바람직하다.

Q 엉덩이 통증은 요통과 관계가 있나?

A 엉덩이 통증이 요통과 함께 나타나거나 허리 문제가 엉덩이 통증으로 나타나는 것은 상당히 흔하다. 추간판 탈출증이나 척추관 협착증에서 엉치나 엉덩이 부위로 방사통이 나타날 수 있고, 척추 후관절 증후군에서 엉덩이로 연관통을 경험할 수도 있다. 간혹 꼬리뼈와 골반 사이의 관절, 즉 천장관절의 문제가 엉덩이 통증을 유발하기도 한다. 따라서 엉덩이 통증을 단순한 근육통이나 고관절의 문제로 단정 지어서는 안 된다.

Q 요통에 좋은 물리치료에는 어떤 것이 있나?

A 급성 요통이 발생하면 주로 핫팩, 초음파, 냉치료, 전기치료 등과 같은 물리치료가 효과적이다. 추간판 탈출증이나 신경근 병증 등에서는 견인 치료도 흔히 처방된다. 또한 물리치료사가 손으로 힘을 가해 관절 가동 범위를 증가시키거나 통증을 경감시키는 도수치료도 시행할 수 있다. 마사지는 통증 완화를 위한 보조 요법으로 사용한다.

Q 도수치료는 요통에 얼마나 도움이 되는가?

A 일반적으로 급성 요통은 척추 도수치료가 도움이 된다고 알려져 있지만 만성 요통에 효과가 있는지에 대해서는 의견이 분분하다. 도수치료는 근이완과 스트레스를 감소시키는 효과가 있으며 통각을 줄이는 효과도 있다고 알려져 있어 요통에 도움이 될 수 있다.

Q 요통 종류에 따라 운동 치료 방법도 달라지는가?

A 요통 종류에 따라 어떤 운동 치료가 더 좋을지에 대한 문의가 많다. 일괄적으로 이야기할 수는 없지만 요통 종류에 따라 요통 원인이 다른 경우가 많으며 각각에 따라 요통을 더 악화시킬 수 있는 운동 자세가 있으므로 개별화된 운동 치료가

필요하다. 이를 종합적으로 진행할 수 있는 운동으로 최근에는 '요추 안정화 운동'이 각광을 받고 있는데 요통을 악화시키지 않으면서 척추 주변 근육 및 복근, 다리 근육 등의 근력 강화를 통해 요통을 효과적으로 감소시킨다고 알려져 있다(《15. 운동 치료, 바르게 알고 시행하자》 참조).

Q 체중과 요통은 어떤 관계가 있나?

A 흔히 몸무게가 많이 나갈수록 허리에 무리가 가서 요통이 생긴다. 실제로 과체중과 비만이 요통의 위험을 높인다는 연구가 많이 있다. 체질량 지수가 커질수록 요통이 점점 늘어난다는 대규모 연구도 있다. 따라서 규칙적인 운동과 식이요법 등을 통해 적정 체중을 유지하는 것이 요통을 예방하는 데 도움이 된다.

Q 거꾸리라는 운동 기계가 요통 완화에 도움이 되는가?

A 흔히 '거꾸리'라고 알고 있는 운동 기계는 기계에 누운 상태에서 물구나무서기처럼 머리를 아래로, 발을 위로 유지해 주는 장치이다. 이 장치는 중력을 이용하여 견인 치료와 같이 추간판의 압력을 감소시키고 추간공을 확대시키는 효과가 있다. 하지만 요통에는 여러 가지 원인이 있기 때문에 무조건 거꾸리

를 사용하는 것은 바람직하지 않다. 또한 충분한 준비 운동을 하지 않은 경우, 발목에 문제가 있는 경우, 복부나 허리 근육이 약화된 경우에는 오히려 거꾸리를 사용하는 것이 통증을 악화시킬 수 있으므로 사용 전에 본인에게 도움이 되는지 의사와 상의하는 것이 좋다.

Q 요통 운동은 스트레칭이다?

A 흔히 요통 운동에 스트레칭이 중요하다고 이야기하는데, 요통이 있을 때 허리 부분을 과도하게 앞뒤로 구부리는 것은 오히려 요추의 불안정성과 같은 요통을 발생시킨 원인을 더욱 악화시켜 통증이 심해질 수 있다. 운동은 척추의 안정화에 초점을 맞춰 진행해야 하고 이를 위해 복근 및 다리 근육, 척추 주변 근육 등을 강화하는 '요추 안정화 운동'이 도움이 된다(〈15. 운동 치료, 바르게 알고 시행하자〉 참조). 스트레칭을 한다면 허리보다는 다리나 오금 부분의 스트레칭이 도움이 된다.

Q 요통이 있으면 반드시 MRI를 찍어야 하는가?

A 자기 공명 영상 검사(MRI)는 다른 검사에 비하여 요추부의 해부학적 구조를 잘 보여 주기 때문에 요추부 질환의 진단에 흔히 사용하지만, 환자의 진단과 치료를 위해서는 자기 공

명 영상 검사를 통해 얻어낸 정보뿐 아니라 임상 증상, 신체 검진 및 다른 검사와 종합하여 판단하여야 한다. 따라서 자기 공명 영상 검사는 의사의 판단에 따라 향후 진단 및 치료에 필수적이라고 여겨질 때 촬영하는 것이 바람직하다.

Q 술, 담배, 커피를 즐기면 요통이 심해지나?

A 음주 자체가 요통을 악화시킨다고 명백히 밝혀져 있지는 않지만 만취 상태에서 넘어지고 부딪쳐 외상을 입거나, 술자리에서 잘못된 자세로 오래 앉아 있으면 요통이 심해지므로 주의가 필요하다. 그리고 알코올 도수가 높은 술(양주, 소주 등)은 뼈의 칼슘을 빠져나가게 하여 허리뼈가 약해지는 원인이 되지만, 맥주 한 병, 양주 한두 잔 정도는 콜레스테롤 감소로 인한 요추 동맥의 경화를 줄여 주며 스트레스와 긴장을 다소 감소시켜 주므로 일시적으로 요통을 줄여 주는 효과가 있다.

현재 흡연 중이거나 과거에 흡연을 했던 사람들이 전혀 흡연을 하지 않은 사람보다 요통이 많이 생긴다는 연구가 있으므로, 금연은 필수이다. 담배는 미네랄을 감소시켜 뼈에 구멍이 생기게 하며 니코틴 성분이 혈관을 축소하고 혈압을 상승시키는 작용을 한다. 혈관이 수축되면 혈액 순환이 감소되어 뼈로의 영양 공급이 활발하게 이루어지지 못하며 요추 동맥의 혈액 순환에도 영향을 미치게 된다.

카페인이 포함된 차(커피, 녹차, 콜라)를 많이 마시면 뼈의 칼슘이 빠져나가 허리에 좋지 않으므로 삼가는 것이 좋다.

Q 요통이 있을 경우 성생활을 금해야 하는가?

A 흔히 성생활이 허리에 무리가 많이 간다고 생각하여 요통이 있을 때 성생활을 멀리하는 경우가 있다. 하지만 성행위는 갑작스러운 충격이나 부하를 걸지 않고 스스로의 근육 수축에 의해 지속적으로 움직이는 동작이 많으므로 생각만큼 허리에 무리가 가지는 않는다. 오히려 장시간 잘못된 자세로 컴퓨터 작업을 하는 것이 허리에 더 무리가 간다. 더욱이 성행위 자체는 호르몬 분비, 근육 강화를 통해 건강에 이로운 면이 있기 때문에 요통 환자들이 성생활을 피할 필요는 없다. 성행위를 할 때 통증이 악화되는 자세만 피하고 갑작스러운 자세를 취하지만 않으면 성행위는 정상인과 마찬가지로 긍정적 효과가 있다.

Q 신경 성형술이란 무엇인가?

A 신경 성형술이란 시술 개발자의 이름을 따서 라츠 요법으로 알려진 시술로 방사선 영상 장치를 보면서 주삿바늘이 달린 직경 1~2mm, 길이 40cm의 특수 카테터를 환부에 넣어 약

물[국소마취제, 스테로이드, 유착 방지제(히알루론산)]이나 고농도의 식염수를 투여하는 시술이다. 신경조직의 유착이나 염증, 또는 부종이 요통의 원인이라면 약물로 유착된 신경조직을 분리하거나 염증과 부기를 가라앉히는 것이다. 따라서 엄밀하게는 '신경을 성형'하는 것은 아니다. 시술이 20분 정도로 짧고 간단하다 보니 고령자, 당뇨병 환자, 심장 질환자도 선택적으로 시술받을 수 있다. 그러나 이것은 경증의 디스크나 초기의 척추관협착증에만 도움이 되므로 본인의 요통 원인에 대한 정확한 진단을 받고 척추 전문 의사와 충분한 상의한 뒤에 결정하는 것이 바람직하다.

Q 허리 통증과 함께 다리도 저린데 디스크일 가능성이 높은가?

A 디스크 탈출증으로 인한 좌골신경통일 가능성이 높지만 디스크 내부 손상이나 후방 관절 손상이 있어도 허리 통증과 다리 통증이 같이 올 수 있기 때문에 감별이 쉽지는 않다.

Q 요통을 앓고 있는 50세 골다공증 여성 환자인데, 칼슘제를 복용하는 것이 요통 완화에 도움이 되는가?

A 통상 골다공증 때문에 생기는 요통은 뼈가 약해지다가 압박 골절이 생기면서 발생하게 된다. 급성 압박 골절은 골다공

증이 심할 때 생기며 아주 심한 요통을 유발한다. 50세 여성이 갖는 경미한 골다공증 자체가 요통을 유발하지는 않는다. 따라서 골다공증 예방을 위해 칼슘제를 복용할 수는 있겠지만 이것이 당장의 요통에 도움을 주지는 못한다.

Q 오래 전부터 척추관 협착증이란 병으로 고생하고 있는데, 수술을 하지 않으면 하반신 마비가 오는 건 아닌지?

A 척추관 협착증은 걸을 때 엉덩이와 다리 뒤쪽이 땅기거나 저린 증상을 나타낸다. 이론상으로는 협착증이 심해지면 하반신 근력 약화가 올 수도 있으나 그렇게까지 심해지는 경우는 극히 드물다. 아주 드물게 운동신경 마비가 올 정도로 심해지는 경우에도 서서히 진행하므로 증상을 봐가면서 수술을 결정해야 한다. 즉 운동신경 마비가 전혀 없는 상황에서 예방적인 차원에서 수술을 할 필요는 없다.

Q 허리가 아파 병원에 가서 X선을 찍어 보니 척추 기형이라고 하면서, 정상인보다 척추 뼈가 하나 더 있다고 한다. 그런 경우에도 요통이 동반되는지?

A 허리뼈가 하나 더 있거나 덜 있는 척추 기형은 흔히 보는 변이로 많게는 100명 중 15명 이상으로 보고가 된다. 사실은 뼈

가 더 있거나 모자라는 것이 아니라 골반에 붙을 뼈가 허리 척추로 떨어져 있거나(더 있는 경우) 아니면 허리에 있어야 할 척추 뼈가 골반에 붙어 있는 경우(모자라는 경우)로 전체 뼈의 수는 같다. 이런 경우 요통이 더 많이 오고 더 심하게 온다는 보고가 있으나 그 영향이 아주 크지는 않다.

Q 강직성 척추염과 척추증(spondylosis)은 어떻게 다른가?

A 강직성 척추염은 특별한 체질적 소인이 있는 사람에게서 주로 척추 및 몸의 중심부에 있는 대관절에 염증이 발생하는 류마치스 질환의 일종이다. 이에 비해 척추증은 정상인 누구나 늙으면서 생기는 척추 뼈와 주변 구조물의 변화이다. 하나는 병이고 하나는 정상 노화 과정이다.

Q 허리 건강을 유지하기 위해 해야 할 운동과 피해야 할 운동은 무엇이 있는가?

A 한마디로 답하면 허리 구부렸다 폈다 하는 운동은 허리에 해롭다고 보면 된다. 따라서 윌리엄의 굴곡운동, 윗몸일으키기, 누워 다리들기, 엎드려 허리 구부렸다 폈다 하기, 허리 구부리는 스트레칭 등이 모두 허리에 해롭다. 일반적으로 알고 있는 허리 운동의 95% 정도가 허리에 해로운 운동이다. 단, 허리가

건강한 사람은 이런 운동을 해도 되지만 허리 통증이 있는 사람들은 해로운 운동을 하면 안 된다. 허리에 좋은 운동, 즉 허리가 아픈 사람이 해도 되는 운동은 이 책 15장에 나와 있는 요추 안정화 운동이다.

Q 요통이 있으면서 무릎관절(예 : 무릎 슬개건염)이 안 좋을 경우에는 어떤 운동을 해야 하는가?

A 허리와 무릎을 동시에 치료할 수 있는 운동이 있는데 이는 엉덩이를 뒤로 쭉 빼는 '변기 쪼그리기' 동작이다(〈15. 운동 치료, 바르게 알고 시행하자〉 그림 20).

Q 다리 전체가 자주 땅기면서 욱신욱신 저리고 쑤시는데…….

A 허리 디스크 때문일 수도 있고 다리의 말초 신경 문제 때문일 수도 있고 혈관의 문제일 수도 있다. 장기간 지속되거나 점점 심해진다면 전문의의 진료가 필요하다.

Q 척추수술 후 잠잘 때는 어떤 자세가 좋은가?

A 약간의 요추 전만(허리가 앞으로 휘는 정상적인 허리의 곡선)이 유지되도록 하는 것이 좋다. 이를 위해 허리 뒤에 타월을 몇 장 겹쳐서 깔고 자는 것도 좋고 아예 허리에 침대보를 둘러 감

아 모로 누웠을 때도 허리의 자세가 바로 될 수 있도록 하는 것을 추천한다.

Q 척추관 협착증에 좋은 운동은 무엇이 있나?

A 척추관 협착증은 허리 디스크에 손상이 오고 퇴행이 오는 과정이 오래 반복되면서 노화가 겹쳐서 생기는 문제이다. 척추관 협착은 나이를 먹으면 누구나 갖게 되는데 이로부터 증상이 발생하기 위해서는 디스크나 후방 관절의 손상이 겹쳐지기 때문일 가능성이 높다. 따라서 허리 디스크에 좋은 운동이 척추관 협착증에도 좋다(〈15. 운동 치료, 바르게 알고 시행하자〉 참조).